2023中国临床医学研究发展报告

中国生物技术发展中心　编著

科学技术文献出版社
SCIENTIFIC AND TECHNICAL DOCUMENTATION PRESS
·北京·

图书在版编目（CIP）数据

2023中国临床医学研究发展报告 / 中国生物技术发展中心编著. —北京：科学技术文献出版社，2023.9

ISBN 978-7-5235-0644-8

Ⅰ.①2⋯　Ⅱ.①中⋯　Ⅲ.①临床医学—研究报告—中国—2023　Ⅳ.① R4

中国国家版本馆 CIP 数据核字（2023）第 160754 号

2023中国临床医学研究发展报告

策划编辑：郝迎聪　　　责任编辑：王 培　　　责任校对：张永霞　　　责任出版：张志平

出　版　者	科学技术文献出版社
地　　　址	北京市复兴路15号　　邮编　100038
编　务　部	(010) 58882938，58882087（传真）
发　行　部	(010) 58882868，58882870（传真）
邮　购　部	(010) 58882873
官 方 网 址	www.stdp.com.cn
发　行　者	科学技术文献出版社发行　全国各地新华书店经销
印　刷　者	北京时尚印佳彩色印刷有限公司
版　　　次	2023 年 9 月第 1 版　2023 年 9 月第 1 次印刷
开　　　本	787×1092　1/16
字　　　数	320千
印　　　张	14
书　　　号	ISBN 978-7-5235-0644-8
定　　　价	148.00元

《2023 中国临床医学研究发展报告》
编写人员名单

编委会主任：张新民

编委会副主任：沈建忠　范　玲　郑玉果

主　　　编：范　玲

副　主　编：卢　姗　尹军祥

编写组成员：（按姓氏笔画排序）

于振行	于善江	马　璟	马丽佳	王　磊	王全军
王黎琦	毛开云	方子寒	方盛泉	甘荣兴	代晓阳
朱　敏	朱成姝	朱健康	刘　威	刘　晓	刘福囝
刘韬韬	刘德培	江洪波	安　宇	阮梅花	寿成超
李　卡	李大力	李子明	李丹丹	李书珊	李冬雪
李苏宁	李浏博	杨　力	杨　阳	杨　靖	吴函蓉
张　业	张　磊	张　鑫*	张　鑫**	张大璐	张丽雯
张英梅	张学博	陈　琪	陈大明	陈正一	武瑞君
林建华	岳伟华	赵添羽	姜　勇	袁天蔚	郭　伟
桑晓冬	黄　粤	黄　鑫	曹　芹	曹国英	董　华
董　飙	董文吉	赖永榕	蔡宇伽	熊　燕	魏　巍

*　作者单位为中国生物技术发展中心合作处

**　作者单位为中国生物技术发展中心前沿处

前　言

随着医学研究的创新发展，人类对疾病发生发展机制的认识与理解不断深入，临床诊疗技术不断完善和升级，疾病防治模式正在向更高效、更精准、更智能的方向发展。临床医学研究作为衔接基础医学和转化应用的关键环节，对促进医学新发现、推动成果转化、验证医疗技术与医药产品的安全性和有效性、完善临床诊疗标准规范等提供了重要支撑。加强临床医学研究，对提升临床诊疗技术和疾病防治水平、支撑健康中国建设具有重要意义。

为系统反映中国临床医学研究的年度概况和主要成就，总结发展经验，分析、研判未来趋势，中国生物技术发展中心自 2018 年起组织开展《中国临床医学研究发展报告》的编制工作。《2023 中国临床医学研究发展报告》（以下简称《报告》）延续了之前的框架，以文字、数据、图表相结合的方式，展示了 2022 年度国内外临床医学研究的相关情况。《报告》共分四章，第一章梳理了国内外临床医学的研究论文、临床试验、机构建设和成果转化等方面的现状与趋势；第二章总结了 2022 年国内外临床医学研究政策与法规，主要对临床医学研究的组织实施，以及重大疾病、技术与产品相关政策文件进行了梳理和分析；第三章介绍了 2022 年中国具有重要临床价值或对医学科技发展具有重要影响的代表性进展和成果；第四章浅析了 2022 年国际临床医学研究的年度热点，围绕"罕见病基因治疗技术及产品研发进展"进行论述。此外，《报告》还编录了与中国临床医学研究相关的一些文件和资料。

由于数据库统计口径不同，本报告中的地区统计略有差异。基于 Web of Science 的 Medline 数据库、核心合集检索的论文，中国的论文仅包含中国内地（大陆）、中国香港、中国澳门的相关机构发表或参与发表的论文，仅署名为中国台湾相关机构的论文未在统计范围内。基于 ClinicalTrials.gov 数据库检索的临床试验数据，中国的临床研究仅包含发起者 / 合作者为中国内地（大陆）机构的研究，发起者 / 合作者仅为中国香港、中国澳门和中国台湾机构的临床研究未在统计范围内。

希望本报告能够为与临床医学相关的政策制定者、研究人员、管理工作者、医疗工作者、产品研发人员，以及关心中国医学科技发展的社会各界人士提供参考。同时也敬请各位读者批评指正，提出宝贵意见，以便我们进一步改进和完善。

编　者

2023 年 9 月

目　录

第一章　临床医学研究现状与趋势

　　临床医学研究是衔接基础医学和转化应用的关键环节，对促进医学新发现、推动医学科技成果转化、提升医学技术水平和疾病防治能力、支撑健康中国建设具有重要意义。近年来，随着人工智能、基因组学、大数据等前沿技术及相关学科的快速发展与交叉融合，临床医学研究模式不断创新，整体研究水平和产出持续提升，为疾病的预防、诊断和治疗提供了新的思路和更多选择。本章从研究论文、临床试验、临床研究机构、成果转化等角度，对 2022 年国内外临床医学研究情况进行介绍。

一、国际临床医学研究发展现状

　　2022 年，全球临床医学研究稳步推进，临床研究机构建设得到进一步完善，药物与医疗器械研发取得系列创新突破，为促进医学技术发展、提升临床诊疗水平发挥重要作用。

（一）研究论文

　　本小节基于 Web of Science 的 Medline 数据库和核心合集，检索 2013—2022 年发表的临床医学研究论文，分析相关国家、地区和研究机构的产出情况；基于 Web of Science 核心合集，检索并统计不同国家、地区和研究机构在《新英格兰医学杂志》（*New England Journal of Medicine*，*NEJM*）、《柳叶刀》（*The Lancet*）、《美国医学会杂志》（*Journal of the American Medical Association*，*JAMA*）和《英国医学杂志》（*British Medical Journal*，*BMJ*）四类综合医学期刊的论文发表情况。

1. 全球临床医学研究论文数量总体呈上升趋势，2022 年较上一年略有回落

　　2013—2022 年，Medline 数据库共收录临床医学研究论文约 450.40 万篇，平均每年约 45 万篇^①（图 1-1）。2022 年的临床医学研究论文数量为 47.78 万篇，高于近 10 年来年平均论文数，较 2013 年增长 13.41%，但略低于 2021 年论文数（下降7.24%）^②。从论文研究对象的年龄来看，针对老年人群（65 岁及以上）的论文数量最多，其次是针对成人（19～44 岁）的研究论文（图 1-2）；从应用领域来看，疾病治疗方面的研究论文数量最多（172 424 篇），流行病学方面的研究论文数量位居第二（120 446 篇）（图 1-3）。

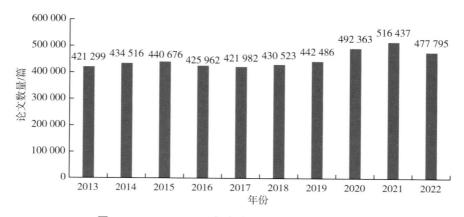

图 1-1　2013—2022 年全球临床医学研究论文数量

（数据来源：Medline 数据库）

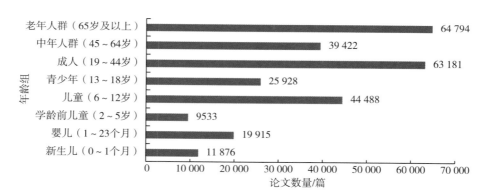

图 1-2　2022 年全球各年龄组临床医学研究论文数量

（数据来源：Medline 数据库）

①　本报告中临床医学研究论文相关数据的检索时间为 2023 年 9 月 4 日。由于数据库更新等原因，本报告中 2022 年及以前的数据较历年报告有所不同，但整体趋势一致。

②　此处与《2022 中国临床医学研究发展报告》中的统计数据进行比较。基于 2022 年 6 月 29 日的统计结果，2021 年全球临床医学研究的论文数量为 51.51 万篇。

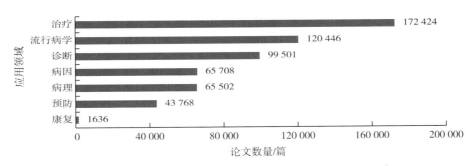

图 1-3　2022 年全球临床医学不同应用领域的论文数量①

（数据来源：Medline 数据库）

2. 肿瘤、心血管疾病、呼吸道传染病是临床医学研究论文数量最多的 3 个领域

在各类疾病②中，肿瘤是论文产出最多的疾病领域。2022 年，肿瘤相关的临床医学研究论文数量为 11.73 万篇，占临床医学研究论文总数的 24.55%；心血管疾病相关论文数量为 7.24 万篇，位居第二；呼吸道传染病相关论文数量为 5.47 万篇，位列第三（图 1-4）。精神障碍相关论文数量增加明显，从 2021 年的第 8 位（1.74 万篇）提升到 2022 年的第 4 位（4.09 万篇）。

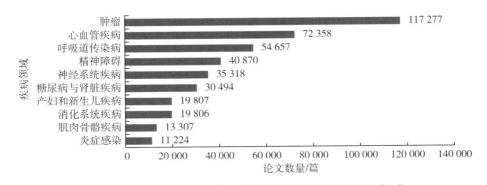

图 1-4　2022 年临床医学研究论文数量排名前十的疾病领域

（数据来源：Medline 数据库）

---

① 此处"应用领域"主要根据 Medline 数据库的医学主题词（MeSH）的分类，包括治疗（Drug Therapy、non-Drug Therapy）、病理（Pathology）、诊断（Diagnosis）、流行病学（Epidemiology）、病因（Etiology）、预防（Prevention Control）、康复（Rehabilitation）相关的研究论文。

② 此处"疾病"分类主要参考美国健康计量与评估研究所（Institute for Health Metrics and Evaluation，IHME）的疾病分类。

3. 美国临床医学研究论文数量连续 12 年居全球首位

2022 年，全球临床医学研究论文数量排名前十的国家依次为：美国、中国、英国、意大利、日本、德国、加拿大、澳大利亚、法国、西班牙。其中，美国仍然以显著优势居全球首位，发表临床医学研究论文共 129 436 篇，占全球总数的 27.09%。中国论文数为 83 078 篇，占全球总数的 17.39%，位居全球第二（表 1-1、图 1-5）。

表 1-1　2022 年全球发表临床医学研究论文数量排名前十的国家

序号	国家	论文数量 / 篇
1	美国	129 436
2	中国	83 078
3	英国	43 032
4	意大利	27 217
5	日本	25 824
6	德国	24 004
7	加拿大	21 894
8	澳大利亚	20 659
9	法国	18 416
10	西班牙	17 622

数据来源：Medline 数据库。

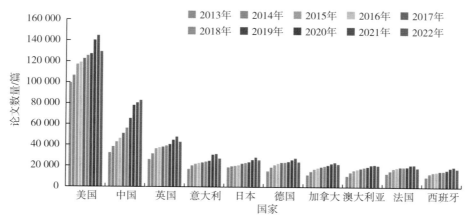

图 1-5　临床医学研究论文数量前十国家的年度变化趋势（2013—2022 年）

（数据来源：Medline 数据库）

2022 年，在全球发表临床医学研究论文数量最多的 10 个机构中，有 7 个来自美国，加拿大、法国和英国机构各 1 个。其中，美国哈佛大学的论文数量居全球首位，为 14 629 篇（表 1-2）。

表 1-2　2022 年发表临床医学研究论文数量排名前十的机构

序号	机构	国家	论文数量 / 篇
1	哈佛大学（Harvard University）	美国	14 629
2	多伦多大学（University of Toronto）	加拿大	6998
3	法国国家健康与医学研究院（Institut National de la Santé et de la Recherche Médicale，INSERM）	法国	6935
4	约翰·霍普金斯大学（Johns Hopkins University）	美国	6328
5	妙佑医疗国际（Mayo Clinic）	美国	5701
6	伦敦大学学院（University College London）	英国	5425
7	宾夕法尼亚大学（University of Pennsylvania）	美国	5231
8	加利福尼亚大学旧金山分校（University of California，San Francisco）	美国	4864
9	麻省总医院（Massachusetts General Hospital）	美国	4748
10	布莱根妇女医院（Brigham and Women's Hospital）	美国	4313

数据来源：Medline 数据库。

4. 美国、英国和加拿大在四类综合医学期刊发表论文数量连续 6 年居全球前三

2022 年，*NEJM*、*The Lancet*、*JAMA*、*BMJ* 四类综合医学期刊上共刊登 5316 篇临床医学研究论文[①]。其中，美国 2161 篇，位居全球第一；英国（1405 篇）和加拿大（365 篇）分别位列第二和第三；中国 236 篇，居全球第五，较 2021 年排名上升 4 位（图 1-6）。

① 检索时间：2023 年 9 月 4 日。本报告仅统计研究论文（Article）、综述（Review）、编辑材料（Editorial Material）、快报（Letter）四类文献，其他文献类型不在统计范围内。

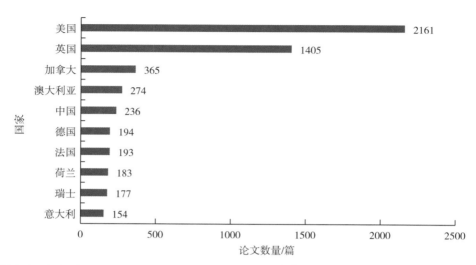

图 1-6 2022 年 *NEJM*、*The Lancet*、*JAMA*、*BMJ* 上发表临床医学研究论文数量前十的国家

（数据来源：Web of Science 核心合集）

2022 年，在 *NEJM*、*The Lancet*、*JAMA*、*BMJ* 四类综合医学期刊上发表临床医学研究论文数量排名前十的机构主要来自美国、英国和加拿大。其中，哈佛大学发表 497 篇论文，占四类综合医学期刊年度论文总数的 9.35%；牛津大学（230 篇）和伦敦大学学院（170 篇）分别位居全球第二和第三（表 1-3）。

表 1-3 2022 年在 *NEJM*、*The Lancet*、*JAMA*、*BMJ* 上发表

临床医学研究论文数量前十的研究机构

序号	机构	国家	论文数量 / 篇	占比
1	哈佛大学（Harvard University）	美国	497	9.35%
2	牛津大学（University of Oxford）	英国	230	4.33%
3	伦敦大学学院（University College London）	英国	170	3.20%
4	帝国理工学院（Imperial College London）	英国	160	3.01%
5	布莱根妇女医院（Brigham Women's Hospital）	美国	155	2.92%
6	约翰·霍普金斯大学（Johns Hopkins University）	美国	150	2.82%
7	麻省总医院（Massachusetts General Hospital）	美国	146	2.75%
8	伦敦卫生与热带医学院（London School of Hygiene & Tropical Medicine）	英国	138	2.60%

序号	机构	国家	论文数量/篇	占比
9	多伦多大学（University of Toronto）	加拿大	136	2.56%
10	华盛顿大学（University of Washington）	美国	124	2.33%

数据来源：Web of Science 核心合集。

（二）临床试验

根据美国 ClinicalTrials.gov 数据库和世界卫生组织（World Health Organization，WHO）国际临床试验注册平台（International Clinical Trial Registry Platform，ICTRP）一级注册机构[①]的登记信息，2022 年全球研究机构共启动 68 508 项临床试验。根据数据可及性及报告分析需要，本部分主要基于美国国立医学图书馆（National Library of Medicine，NLM）与美国食品药品管理局（Food and Drug Administration，FDA）建立的 ClinicalTrials.gov 平台[②]，统计分析 2022 年全球临床试验的开展情况。

1. 全球临床试验数量总体呈上升趋势，2022 年较上一年有所回落

ClinicalTrials.gov 数据库登记数据显示，2013—2022 年全球临床试验数量整体呈增长趋势。2022 年共开展临床试验 32 416 项，较 2013 年（20 206 项）增长 60.43%，但较 2021 年（35 367 项）有所下降（8.34%）。从研究类型来看，包括 24 785 项干预性试验和 7631 项观察性试验（图 1-7）；从临床试验阶段来看，Ⅰ 期至Ⅳ期的临床试验[③]数量分别为 3762 项、4201 项、1903 项、1273 项（图 1-8）。

---

① 世界卫生组织国际临床试验注册平台（WHO ICTRP）包括澳大利亚、中国、欧盟等 17 个国家和地区的一级注册机构，根据国际医学期刊编辑委员会（International Committee of Medical Journal Editors，ICMJE）的要求，在其所属期刊上发表的论文必须在 WHO ICTRP 一级注册机构和 ICMJE 认可的注册机构中对临床试验预先进行信息注册，并在论文发表时列明临床试验的注册号。

② ClinicalTrials.gov 作为临床试验登记的重要数据库，为患者、医疗人员、研究者提供了大量临床研究信息，是当前国际上较为全面的临床试验登记网站之一。

③ "临床试验"阶段主要统计数据库中临床试验 Ⅰ 期至Ⅳ期的数据，未明确分期的临床试验未统计在内。

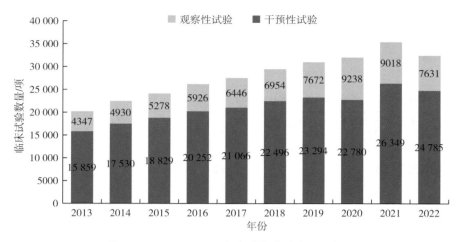

图1-7　2013—2022年全球临床试验登记数量

（数据来源：ClinicalTrials.gov 数据库^①）

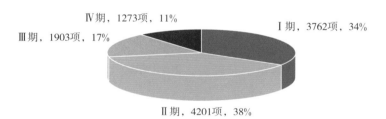

图1-8　2022年全球开展的Ⅰ期至Ⅳ期临床试验数量分布

（数据来源：ClinicalTrials.gov 数据库）

2. 美国、中国、法国临床试验数量居全球前三

2022年，美国、中国、法国是ClinicalTrials.gov数据库中登记开展临床试验数量最多的3个国家。其中，美国机构登记临床试验9073项，占比27.99%，居全球首位；中国居第2位，共3801项，占比11.73%；法国居第3位，共2266项，占比6.99%（表1-4）。

---

① 检索日期：2023年5月6日。本部分下同，基于ClinicalTrials.gov平台检索当年开展临床试验的数量，由于数据库更新、补充、删减及临床试验补登记等原因，2021年及之前的临床试验数量较系列报告有所不同，但整体趋势基本一致。

表 1-4　2022 年全球开展临床试验数量前二十的国家

序号	国家	临床试验数量 / 项	占比
1	美国	9073	27.99%
2	中国	3801	11.73%
3	法国	2266	6.99%
4	加拿大	1415	4.37%
5	西班牙	1380	4.26%
6	埃及	1253	3.87%
7	英国	1249	3.85%
8	意大利	1157	3.57%
9	德国	976	3.01%
10	荷兰	776	2.39%
11	韩国	774	2.39%
12	比利时	609	1.88%
13	澳大利亚	608	1.88%
14	丹麦	550	1.70%
15	瑞士	490	1.51%
16	波兰	478	1.47%
17	巴基斯坦	446	1.38%
18	瑞典	417	1.29%
19	巴西	395	1.22%
20	日本	357	1.10%

数据来源：ClinicalTrials.gov 数据库。

3. 高校在临床试验中发挥重要作用

ClinicalTrials.gov 数据库统计结果显示，2022 年全球登记临床试验数量最多的 20 个机构主要来自美国、埃及、中国，其中美国 10 个，居首位；埃及 4 个，居第 2 位；中国 3 个，居第 3 位；英国、法国、巴基斯坦机构各有 1 个。

从临床试验发起机构类型来看，前二十的机构中有 9 个为高校，6 个为科研院所，3 个为企业，2 个为研究型医院（表 1-5）。

表 1–5　2022 年开展临床试验数量前二十的机构

序号	国家	机构名称	机构类型	试验数量 / 项
1	埃及	开罗大学（Cairo University）	高校	446
2	埃及	艾斯尤特大学（Assiut University）	高校	437
3	美国	国家癌症研究所（National Cancer Institute）	科研院所	360
4	巴基斯坦	里法国际大学（Riphah International University）	高校	281
5	法国	巴黎公共医院集团（Assistance Publique–Hôpitaux de Paris）	研究型医院	276
6	美国	妙佑医疗国际（Mayo Clinic）	研究型医院	209
7	英国	阿斯利康（AstraZeneca）	企业	189
8	埃及	苏哈格大学（Sohag University）	高校	175
9	美国	辉瑞（Pfizer）	企业	171
10	美国	默沙东（Merck Sharp & Dohme LLC）	企业	165
11	埃及	艾因沙姆斯大学（Ain Shams University）	高校	161
12	美国	斯坦福大学（Stanford University）	高校	151
13	美国	加利福尼亚大学旧金山分校（University of California, San Francisco）	高校	150
14	美国	国家心理健康研究所（National Institute of Mental Health）	科研院所	148
15	中国	香港中文大学（Chinese University of Hong Kong）	高校	147
16	中国	中山大学（Sun Yat–sen University）	高校	146
17	中国	北京协和医院（Peking Union Medical College Hospital）	科研院所	144
18	美国	美国国立卫生研究院（National Institutes of Health）	科研院所	139
19	美国	国家衰老研究所（National Institute on Aging）	科研院所	138
20	美国	国家心肺血液研究所（National Heart, Lung, and Blood Institute）	科研院所	135

数据来源：ClincalTrials.gov 数据库。

4. 传染病、呼吸道疾病、精神疾病与心理疾病是临床试验热点领域

2022 年，传染病、呼吸道疾病及精神疾病与心理疾病 3 个领域开展临床试验数量最多，分别为 2959 项、2947 项、2735 项（图 1–9）。

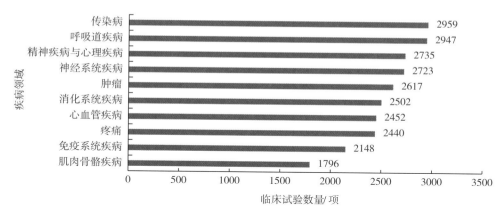

图 1-9　2022 年临床试验涉及的主要疾病领域

（数据来源：ClinicalTrials.gov 数据库）

（三）临床研究机构

临床研究机构是开展临床研究、推动资源共享、促进协同创新、提升临床诊疗技术水平的主体。美国《新闻周刊》（*Newsweek*）与数据研究公司 Statista Inc 每年发布世界最佳医院榜单。"2023 年世界最佳医院"（World's Best Hospitals 2023）榜单显示，排名前十的医院，有 5 家来自美国，其余 5 家分别来自加拿大、瑞典、德国、法国、新加坡（表 1-6）。本报告简要介绍 2023 年排名前十的医院在临床研究方面的相关工作。

表 1-6　2023 年全球排名前十的医院

序号	医院名称	国家
1	妙佑医疗国际（Mayo Clinic）	美国
2	克利夫兰诊所（Cleveland Clinic）	美国
3	麻省总医院（Massachusetts General Hospital）	美国
4	约翰·霍普金斯医院（The Johns Hopkins Hospital）	美国
5	多伦多综合医院（Toronto General Hospital）	加拿大
6	卡罗林斯卡大学医院（Karolinska University Hospital）	瑞典
7	柏林大学夏里特医院（Charité–Universitätsmedizin Berlin）	德国
8	皮提耶·萨尔佩特里尔医院（Hôpital Universitaire Pitié Salpêtrière）	法国
9	新加坡中央医院（Singapore General Hospital）	新加坡
10	加州大学洛杉矶分校罗纳德·里根医学中心（Ronald Reagan UCLA Medical Center）	美国

1. 妙佑医疗国际

妙佑医疗国际（Mayo Clinic，原称梅奥医学中心、梅奥诊所等）是全球知名的医疗、临床和教育中心，位于美国明尼苏达州，在中东地区和英国伦敦均设有分部。妙佑医疗国际拥有员工约 7.3 万名，每年为全球 140 余个国家和地区的 140 多万患者提供医疗服务。

2022 年，妙佑医疗国际开展了 209 项临床试验，其中干预性试验 152 项，观察性试验 57 项。从临床试验阶段来看，包括 I 期 23 项、II 期 34 项、III 期 6 项、IV 期 7 项。肿瘤、消化系统疾病和心血管疾病是其重点研究领域。在肿瘤方面，启动了多项联合疗法的临床试验，例如：针对结直肠癌，评估 PolyPEPI1018 疫苗与曲氟尿苷替匹嘧啶片的治疗效果；针对 HPV 感染导致的口咽癌，评估疫苗 PDS0101 和单克隆抗体 pembrolizumab（Keytruda）的联合干预效果。在消化系统疾病方面，系统分析了消化系统疾病的全球负担，并在胶囊内镜机器人的应用方面做出了积极的探索。在心血管疾病方面，开发了柔性生物传感设备 AI-Flex，该设备可与皮肤紧密接触（间隔 < 10 μm）；利用该设备，开展在无云端储存情况下的实时监测研究，收集患者的心电图、体温、光电容积图等多模态信息。

2. 克利夫兰诊所

克利夫兰诊所（Cleveland Clinic）成立于 1921 年，位于美国俄亥俄州，是一家非营利性医疗中心，在医疗、研究、教育等领域享有盛誉。

2022 年，克利夫兰诊所共开展了 59 项临床试验，包括 38 项干预性试验和 21 项观察性试验。从临床试验阶段来看，包括 I 期 5 项、II 期 4 项、III 期 3 项、IV 期 1 项。从疾病领域来看，消化系统疾病、神经系统疾病、骨骼肌肉疾病是重点研究领域。在消化系统疾病方面，创建了炎症性肠病（Inflammatory Bowel Disease，IBD）的数字化转型网络（Digital Transformation Network，DTN），基于智能手机招募 1500 名 IBD 患者，综合文本、电话、应用程序及面对面诊疗等评估方法，建立"患者 – 医生数字连接"，结合 Rx-Universe 等实验管理软件验证了数字医学的有效性。在神经系统疾病方面，开展关于帕金森综合征、认知障碍、疼痛的观察性试验，例如，基于智能手表 DiSCERN 监测帕金森综合征的疾病表型并开发数据分析模型，提前识别或预测存在高危风险的患者。在骨骼肌肉疾病方面，基于前瞻性队列筛选骨质疏松患者血清和尿液的生物标志物，以加强骨骼肌肉疾病的诊疗效率。

克利夫兰诊所还积极开展基础设施与平台建设，参与了华盛顿特区的生命科学和医疗保健量子创新中心，联合国际商业机器公司（IBM）建设全球首台医疗保健领域的量子计算机，利用高性能计算极大地推动生物医学研究的进步。

3. 麻省总医院

麻省总医院（Massachusetts General Hospital），也称马萨诸塞州综合医院，成立于 1811 年，是美国历史最悠久和规模最大的医疗中心之一。麻省总医院拥有丰富的医疗资源、高素质的医疗和研究团队，在医疗服务、健康教育、医学研究、社区保健等方面均享有盛誉，也是美国最大的研究型医院之一。

2022 年，麻省总医院开展了 133 项临床试验，其中干预性试验 124 项，观察性试验 9 项。从临床试验阶段来看，包括 I 期 17 项、II 期 27 项、III 期 6 项、IV 期 6 项，重点研究领域包括神经与精神疾病、代谢系统疾病、消化系统疾病等。在神经与精神疾病方面，开展了若干真实世界研究。例如，评估了抗抑郁药氯胺酮和艾氯胺酮的有效性与耐受性，以及评估氟西汀治疗成年唐氏综合征患者的有效性；测试诸如经颅光生物调节等新技术干预自闭症谱系障碍的有效性。在代谢系统疾病方面，关注行为疗法的干预效果，通过主动心理学访谈和短信提醒以提升糖尿病患者的幸福感，并评估家庭每周食物分配导致的健康结果。在消化系统疾病方面，开展了胰腺癌、肝癌等疾病联合疗法方面的临床试验。

4. 约翰·霍普金斯医院

约翰·霍普金斯医院（The Johns Hopkins Hospital）成立于 1889 年，位于美国马里兰州巴尔的摩市，是集医疗、科研、教学于一体的综合性医疗机构，其神经外科、精神病学、风湿病科等多个专科在美国名列前茅。

2022 年，约翰·霍普金斯医院开展了 149 项临床试验，其中干预性试验 124 项，观察性试验 25 项。从临床试验阶段来看，包括 I 期 21 项、II 期 16 项、III 期 3 项、IV 期 6 项。神经系统疾病、精神疾病、传染病是其重点研究领域。在神经系统疾病方面，重点开展了阿尔茨海默病的早期干预、发生发病机制研究等。在精神疾病方面，重点开展了阿片类物质使用障碍相关研究，对丁螺环酮、苏沃雷生等药物的临床疗效进行了评估。在传染病方面，重点开展了艾滋病和结核病预防、诊断与治疗方面的相关研究。

5. 多伦多综合医院

多伦多综合医院（Toronto General Hospital）成立于1812年，位于加拿大安大略省，是加拿大大学医疗网络（University Health Network）的成员之一，拥有北美最大的器官移植中心，是加拿大历史最悠久、最负盛名的医院之一。

2022年，多伦多综合医院开展了37项临床试验，其中干预性试验29项，观察性试验8项。从临床试验阶段来看，包括Ⅰ期1项、Ⅱ期9项、Ⅲ期11项、Ⅳ期1项，血管疾病和器官移植是其重点研究方向。在血管疾病方面，针对血栓后综合征，开展MUFFIN-PTS试验，评估了纯化微粒化黄酮成分（Venixxa）对于患者腿部疼痛的缓解程度。在器官移植方面，为了提高肺移植的成功率和供肺利用率，联合Traferox技术公司开发了第二代TorEx离体肺灌注系统，并进行了临床试验以评估其安全性；此外，还开展了首个不同血型的肺移植临床研究。

6. 卡罗林斯卡大学医院

卡罗林斯卡大学医院（Karolinska University Hospital）成立于1810年，位于瑞典斯德哥尔摩，在职员工约1.6万人，床位1600多张，是欧洲最大的医学院之一。

2022年，卡罗林斯卡大学医院及卡罗林斯卡学院开展了54项临床试验，其中干预性试验41项，观察性试验13项。从临床试验阶段来看，包括Ⅰ期1项、Ⅱ期10项、Ⅲ期5项、Ⅳ期1项。消化系统疾病、肌肉骨骼疾病是其重点研究领域。在消化系统疾病方面，建立了食管癌和胃部肿瘤的前瞻性队列，开展了基于患者PET/CT影像定量分析技术的癌症精准诊疗研究。在肌肉骨骼疾病方面，开展了经皮神经电刺激疗法对术后患者骨骼疼痛的功效研究。

卡罗林斯卡大学医院还搭建了若干创新平台，如联合斯德哥尔摩政府创建生物样本库，联合瑞典医学基因组联盟（Genomic Medicine Sweden）、斯德哥尔摩健康数据中心等机构，成立了瑞典首个精准医学联盟。

7. 柏林大学夏里特医院

柏林大学夏里特医院（Charité-Universitätsmedizin Berlin）（简称"夏里特医院"）成立于1710年，共有4个校区及17个研究中心，是欧洲最大的医疗机构之一。

2022年，夏里特医院共开展了50项临床试验，其中干预性试验29项，观察性试验21项。从临床试验阶段来看，包括Ⅰ期2项、Ⅱ期2项、Ⅲ期1项，呼吸道传染病和心理健康是其重点研究领域。在呼吸道传染病方面，构建了慕尼黑地区的长期 COVID-19 登记平台。在心理健康方面，评估了"森林康养"（Forest Therapy）对个体生理和心理状态的影响，以及自然疗法（Nature Therapy）和城市漫步对于居民压力、生活质量和身体症状的影响。

8. 皮提耶·萨尔佩特里尔医院

皮提耶·萨尔佩特里尔医院（Hôpital Universitaire Pitié Salpêtrière）成立于 1656 年，隶属于法国卫生与社会保障部下属的巴黎公立医疗集团（Assistance Publique–Hôpitaux de Paris），是法国大学教育和研究的重要基地，也是法国乃至欧洲最大的公立医院之一。

2022 年，皮提耶·萨尔佩特里尔医院共开展了 139 项临床试验，其中干预性试验 96 项，观察性试验 43 项。从临床试验阶段来看，包括 I 期 11 项、II 期 21 项、III 期 27 项、IV 期 4 项，神经系统疾病和免疫系统疾病是其重点研究领域。在神经系统疾病方面，对癫痫、急性脑卒中、阿尔茨海默病、帕金森病等主要病种开展了耐药性癫痫患者对激光间质热疗的耐受性和可行性研究，评估了肌肉肌腱的震动训练对卒中患者康复期间神经可塑性的影响，进行了礼来多奈单抗（Donanemab）、渤健阿杜那单抗（Aducanumab）、AB Science 马赛替尼（Masitinib）等药物治疗阿尔茨海默病的疗效验证研究。在免疫系统疾病方面，主要开展了多发性硬化症、类风湿性关节炎等疾病的临床研究。

9. 新加坡中央医院

新加坡中央医院（Singapore General Hospital）成立于 1821 年，是新加坡规模最大、历史最悠久的医疗机构之一。新加坡中央医院与杜克 – 新加坡国立大学医学院等保持紧密合作关系，积极开展临床研究。

2022 年，新加坡中央医院开展了 34 项临床试验，其中干预性试验 27 项，观察性试验 7 项。从临床试验阶段来看，包括 I 期 2 项、II 期 8 项、III 期 5 项、IV 期 1 项。心脑血管疾病和消化系统疾病是其重点关注领域。在心脑血管疾病方面，开展真实世界研究，比较了西罗莫司药物涂层球囊和紫杉醇药物涂层球囊血管成形术治疗损伤性动静脉瘘的有效性；开展了拜耳口服 FXIa 抑制剂 Asundexian 的 III 期临床试验，以评估 Asundexian 对治疗心房颤动和预防脑卒中的效果。在消化系统疾病方面，启动了单中心、单臂、开放标签临床试验，以评估 mRNA 修饰的 HBV-TCR T 细胞疗法的安全性和耐受性。

10. 加州大学洛杉矶分校罗纳德·里根医学中心

加州大学洛杉矶分校医学中心（UCLA Medical Center）成立于 1955 年，2008 年更名为加州大学洛杉矶分校罗纳德·里根医学中心（Ronald Reagan UCLA Medical Center）（简称"罗纳德·里根医学中心"）。

2022 年，罗纳德·里根医学中心开展了 13 项临床试验，主要关注心脑血管疾病和呼吸系统疾病的干预。在心脑血管疾病方面，完成了若干Ⅲ期临床试验。例如：评估了急性等容性血液稀释技术在高风险大血管手术中的临床收益；评估了利伐沙班或替卡格雷联合阿司匹林等抗凝和抗血小板药物对治疗颅内动脉硬化与降低缺血性卒中、脑出血或血管性死亡的有效性。

（四）成果转化

成果转化是生命健康和生物医药产业创新发展的关键环节。本小节基于美国 FDA 创新药物、医疗器械审批和临床指南发布情况，梳理 2022 年国际临床医学研究成果的转化情况。

1. 创新药物

2013—2022 年，美国 FDA 共批准 428 个创新药物，包括 286 个新分子实体药物（New Molecular Entities，NME）和 142 个生物制品药物（Biologics License Applications，BLA），平均每年有 43 个新药获批上市。2022 年，FDA 药物评估和研究中心（The Center for Drug Evaluation and Research，CDER）共批准 37 个新药（图 1-10），FDA 生物制剂评估和研究中心（The Center for Biologics Evaluation and Research，CBER）共批准了 2 个疫苗、5 个细胞和基因疗法和 1 个微生物制剂。

在获批上市的 37 个新药中，有 20 个被认定为首创新药，占获批总数的 54%。其中，包括目前唯一获批、用于治疗梗阻性肥厚型心肌病的心肌肌球蛋白抑制剂 Camzyos™（Mavacamten），近 10 年来首个获批上市的新一类降糖药 Mounjaro（Tirzepatide），以及用于治疗前列腺癌的放射性核素偶联物 177Lu-PSMA-617（Pluvicto）等药物。

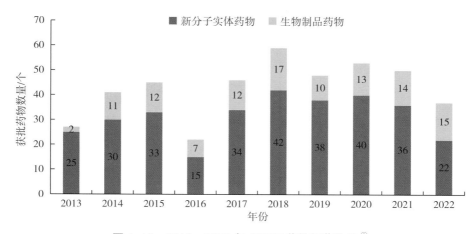

图 1-10　2013—2022 年 CDER 获批新药数量①

从药物分类来看，包括 21 个化学小分子、15 个蛋白类药物和 1 个寡核苷酸药物，其中，11 个抗体药物获批上市，占获批总数的 30%。从药物适应证来看，肿瘤药物最多（10 个），占比 27%；其次是神经疾病药物（6 个），占比 16%。

2022 年，FDA 持续推进快速通道、优先评审等药物审批方式，提高工作人员与药物开发人员的互动效率和灵活性，以缩短审查时间，共有 24 个（占 65%）药物获得 1 项以上的特殊认定。其中，12 个药物获得快速通道认定，13 个药物获得突破性疗法认定②，21 个药物获得优先审评认定③，6 个药物获得加速批准④。

2. 创新医疗器械

基于 FDA 器械和辐射健康中心（Center for Devices and Radiological Health，CDRH）的年度报告数据⑤，2022 年 FDA 通过上市前审批制度（Premarket Approval，

---

①　FDA. New drug therapy approvals 2022[EB/OL].（2023-01-01）[2023-07-19]. https：//www.fda.gov/drugs/new-drugs-fda-cders-new-molecular-entities-and-new-therapeutic-biological-products/new-drug-therapy-approvals-2022.

②　获得"突破性疗法（Breakthrough Therapies）"认定的药物拥有"快速通道"的所有权利，还可在药物开发和审查期间获得 FDA 高频率的指导，如邀请 FDA 高级管理人员参与等。

③　获得"优先审评（Priority Review）"认定的药物将在提交申请 6 个月内获得回复，比普通流程（10 个月）用时更短。

④　获得"加速批准（Accelerated Approval）"认定的药物通常用于治疗严重疾病，FDA 允许此类药物以临床替代终点的标准有条件上市，但上市后若无法补充完整的疗效信息，可能召回药物。

⑤　CDRH 2022 annual report[EB/OL].（2023-01-26）[2023-06-02]. https：//www.fda.gov/about-fda/cdrh-reports/cdrh-2022-annual-report.

PMA）^①、人道主义设备豁免等途径共批准 84 款创新医疗器械上市。

2022 年，批准的代表性创新医疗器械主要包括以下几款。Fujirebio Diagnostics 公司开发的 Lumipulse Gβ 淀粉样蛋白比例（1–42/1–40）检测试剂，是全球首个能够评估阿尔茨海默病等疾病引起的认知衰退和认知障碍的体外诊断试剂；Beyond Air 公司开发的一氧化氮发生器 Lungfit PH，可在空气中产生一氧化氮，并将其输送到呼吸机回路中，以改善呼吸衰竭新生儿的氧合作用，减少体外膜氧合（Extracorporeal Membrane Oxygenation，ECMO）需要；Science International Corporation 开发的 Cooral® System，用于癌症化疗期间口腔内部的冷却，减少口腔黏膜炎；Earlitec Diagnostics 公司开发的 Earlipoint System，通过眼动追踪技术，集合数字健康平台工具以协助医生诊断和评估 16 ～ 30 个月龄的自闭症谱系障碍患儿；TransMedics 公司开发的 Organ Care System Heart System，可有效减少捐赠器官缺血时间，维持器官活性。

3. 临床实践指南

临床实践指南（Clinical Practice Guideline，CPG）是基于对某些临床问题和研究证据的系统评价，在权衡不同干预措施利弊后形成的最佳医疗卫生服务推荐意见，在规范医疗行为、科学配置医药资源和保证患者权益等方面发挥重要作用。

根据国际指南协作网^②数据（Guidelines International Network，GIN），2022 年全球指南制定机构围绕疾病症状管理、治疗方案评估、患者护理、疾病预防、健康辅导等方面，共发布 160 份临床实践指南。

2022 年，美国 FDA 共发布 93 份指导原则草案（Draft）和 127 份指导原则终稿（Final）^③，其中 17 份草案和 17 份终稿涉及临床试验，包括肿瘤、传染病、细菌感染等疾病领域，其中药物 – 抗体偶联物、细胞和基因治疗、儿童或老年人群临床试验是其重点关注方向，相关内容将在第二章介绍。

---

① PMA 批准产品包括 Original、Supplements、30–Day Notice 等，其中 Original 指全新产品和在已批准产品中具有重大变革的产品。

② 国际指南协作网成立于 2002 年，是一个全球性的协作网络，拥有全球最大的指南数据库。目前该指南数据库共包含 6400 多份指南、证据报告和相关文件。

③ 检索日期：2022 年 9 月 4 日，数据来源：https：//www.fda.gov/regulatory–information/search– fda–guidance–documents。

二、国内临床医学研究发展现状

2022 年，中国临床医学研究论文的数量和质量进一步提升，临床医学研究机构、临床试验、创新医疗器械等取得新突破，整体临床医学研究实力不断增强，为提升临床诊疗水平提供了重要支撑。

（一）研究论文

本小节基于 Web of Science 的 Medline 数据库和核心合集，以及中国知网（CNKI）的相关数据，梳理了 2022 年中国临床医学研究论文发表情况。

1. 中国临床医学研究论文数量保持稳定增长态势

2013—2022 年，中国共发表临床医学研究论文 57.54 万篇，保持稳定增长趋势（图 1–11）。2022 年，中国在临床医学研究领域发表论文 83 078 篇，较上一年增长 3.01%[①]，全球占比大幅提升，从 2013 年的 7.73% 增至 2022 年的 17.39%。

中国临床研究对象的年龄分布与国际趋势基本一致，针对 18 岁以上人群的研究论文数量高于 18 岁以下人群（图 1–12）。从应用领域来看，治疗、病理、流行病学方面的论文数量较多（图 1–13）。

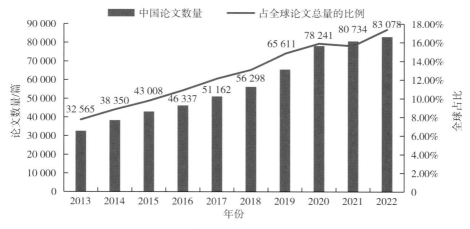

图 1–11　2013—2022 年中国临床医学研究论文数量及全球占比

（数据来源：Medline 数据库）

---

① 此处与《2022 中国临床医学研究发展报告》中的统计数据进行比较。基于 2022 年 6 月 29 日的统计结果，2021 年中国临床医学研究论文数量为 80 652 篇。

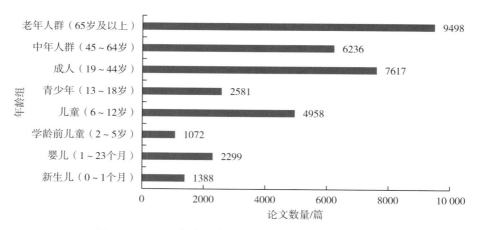

图 1-12　2022 年中国各年龄组临床医学研究论文数量

（数据来源：Medline 数据库）

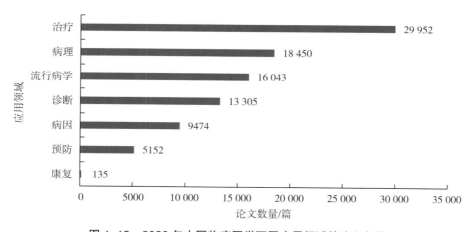

图 1-13　2022 年中国临床医学不同应用领域的论文数量

（数据来源：Medline 数据库）

中国知网检索结果显示，2022 年，中国在医药卫生科技类核心期刊上共发表论文 64 170 篇[①]，较 2021 年（66 283 篇）略有下降。发表论文排名前三的机构是中国医学科学院北京协和医院、北京大学、北京大学第三医院，论文数量分别为 605 篇、

---

　①　在中国知网文献分类目录中勾选：医药卫生方针政策与法律法规研究、医学教育与医学边缘学科、中医学、中西医结合、临床医学、感染性疾病及传染病、心血管系统疾病、呼吸系统疾病、消化系统疾病、内分泌腺及全身性疾病、外科学、泌尿科学、妇产科学、儿科学、神经病学、精神病学、肿瘤学、眼科与耳鼻咽喉科、口腔科学、皮肤病与性病、特种医学、急救医学、军事医学与卫生，检索 2022 年发表的核心期刊论文。检索日期：2023 年 5 月 24 日。

589 篇、516 篇。

2. 肿瘤、心血管疾病、糖尿病与肾脏疾病是中国临床医学研究论文数量最多的3 个领域

2022 年，中国临床医学研究论文主要集中在肿瘤、心血管疾病、糖尿病与肾脏疾病、神经系统疾病、呼吸道传染病等疾病领域。其中，肿瘤 30 715 篇、心血管疾病 11 573 篇、糖尿病与肾脏疾病 6173 篇、神经系统疾病 5662 篇、呼吸道传染病5420 篇，是临床医学研究论文数量排名前五的疾病领域（图 1–14）。

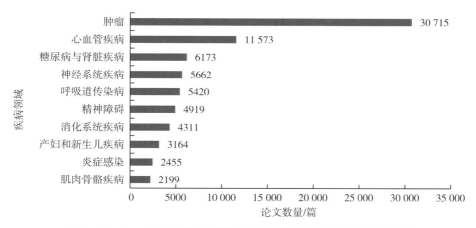

图 1–14 2022 年中国临床医学研究论文数量排名前十的疾病领域

（数据来源：Medline 数据库）

3. 四类综合医学期刊论文数量比上年回升

2013—2022 年，中国在 *NEJM*、*The Lancet*、*JAMA*、*BMJ* 四类综合医学期刊上发表研究论文 1837 篇，居全球第 10 位。2022 年，中国在四类综合医学期刊上发表的论文数量为 236 篇，较 2021 年增长 13.46%，位居全球第五，排名较上年上升 4位（图 1–15）。

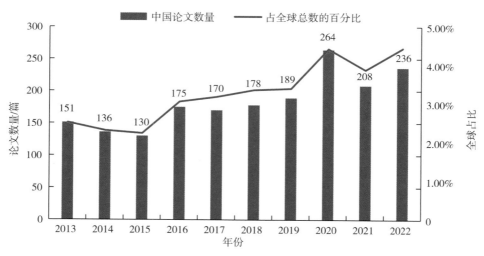

图 1-15　2013—2022 年中国在 *NEJM*、*The Lancet*、*JAMA*、*BMJ* 上发文情况

（数据来源：Web of Science 核心合集）

4. 中国主要机构发表高水平论文数量与国际一流机构差距较大

2022 年，中国在 *NEJM*、*The Lancet*、*JAMA*、*BMJ* 四类综合医学期刊上发表论文排名前三的机构分别为北京大学、中国医学科学院北京协和医学院、首都医科大学（表 1-7），与欧美主要研究机构相比还存在较大差距（表 1-3）。中国排名第一的北京大学在四类综合医学期刊上发表的论文数量（28 篇）不到哈佛大学论文数量（497篇）的 1/17。

表 1-7　2022 年在 *NEJM*、*The Lancet*、*JAMA*、*BMJ* 上发表临床医学研究论文数量前十的中国机构

序号	机构	论文数量 / 篇
1	北京大学	28
2	中国医学科学院北京协和医学院	25
3	首都医科大学	21
4	香港中文大学	17
5	上海交通大学	17
6	香港大学	16
7	复旦大学	15
8	中国科学院	13

序号	机构	论文数量 / 篇
9	浙江大学	12
10	四川大学	11

数据来源：Web of Science 核心合集。

（二）临床试验

基于国家药品监督管理局（National Medical Products Administration，NMPA）药品审评中心（Center for Drug Evaluation，CDE）建立的国家药物临床试验登记与信息公示平台（http：//www.chinadrugtrials.org.cn/index.html）和 ClinicalTrials.gov 数据库的登记信息，统计并分析中国 2022 年开展的临床试验情况。

1. 国内平台登记的药物临床试验数量持续增长

近 5 年来，中国药物临床试验登记数量保持增长态势。2022 年，在国家药物临床试验登记与信息公示平台上登记公示的临床试验共 3325 项，较 2021 年增长 1.06%[①]（图 1-16）。

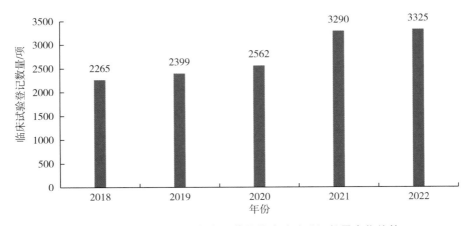

图 1-16　2018—2022 年中国药物临床试验登记数量变化趋势

（数据来源：国家药物临床试验登记与信息公示平台[②]）

---

① 中国临床试验注册中心（Chinese Clinical Trial Registry，ChiCTR）2022 年共登记 11 691 项临床试验，供参考。

② 检索日期：2023 年 5 月 11 日，本节下同。

从临床试验阶段来看，2022 年登记的Ⅰ期、Ⅱ期、Ⅲ期、Ⅳ期临床试验分别为852 项、355 项、395 项和 51 项（图 1-17）。

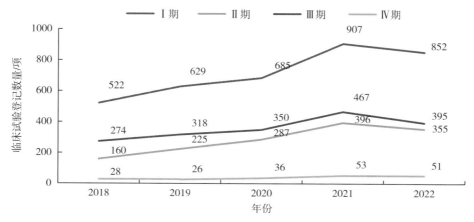

图 1-17　2018—2022 年中国不同阶段药物临床试验数量及变化趋势

（数据来源：国家药物临床试验登记与信息公示平台①）

从药物类型来看，中国开展的临床试验以化学药物为主。2022 年登记的化学药物临床试验 2479 项，较 2021 年增加了 4.07%，占当年药物临床试验登记总数的74.56%；生物制品临床试验 782 项，中药 / 天然药物相关临床试验 64 项（图 1-18）。

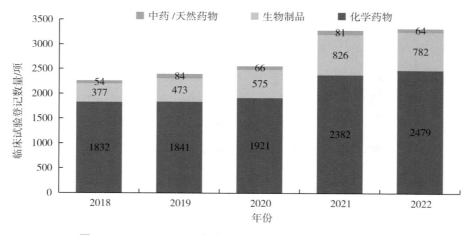

图 1-18　2018—2022 年中国不同类型的药物临床试验数量

（数据来源：国家药物临床试验登记与信息公示平台）

---

① 此处临床阶段只统计临床Ⅰ期至Ⅳ期的数据，未明确分期的临床试验未统计在内。

从药物研发品种来看，23 个药物开展了超过 10 项临床试验，其中阿司匹林肠溶片和磷酸奥司他韦胶囊各开展了 18 项临床试验，数量并列第一。他达拉非片和利丙双卡因乳膏各开展了 16 项临床试验。

2022 年，国家药物临床试验登记与信息公示平台共登记国际多中心临床试验286 项，大多数国际多中心临床试验由跨国制药企业、外资企业或合资企业牵头开展。中国本土企业牵头开展的国际多中心临床试验共 74 项（详见附录 E），包括 21 项Ⅰ期试验、16 项Ⅱ期试验、14 项Ⅲ期试验。

从牵头试验机构所在省（自治区、直辖市）来看，北京、上海、湖南位居前三，分别为 590 项、398 项、318 项。数量排名前十的其余省（自治区、直辖市）为广东、浙江、安徽、河南、江苏、湖北、四川（表 1–8）。从区域分布来看，华东和华北地区开展临床试验最多，分别为 1260 项和 786 项（表 1–9）。从临床试验申办单位所在省（自治区、直辖市）来看，江苏、浙江、上海位居前三，分别为 456 项、326 项、307 项。数量排名前十的其余省（自治区、直辖市）为广东、山东、北京、四川、河北、湖北、湖南（表 1–8）。

表 1–8　2022 年中国药物临床试验数量排名前十的省（自治区、直辖市）

排名	申办单位所在省（自治区、直辖市）	临床试验数量 / 项	排名	牵头试验机构所在省（自治区、直辖市）	临床试验数量 / 项
1	江苏	456	1	北京	590
2	浙江	326	2	上海	398
3	上海	307	3	湖南	318
4	广东	237	4	广东	256
5	山东	232	5	浙江	228
6	北京	207	6	安徽	214
7	四川	162	7	河南	204
8	河北	109	8	江苏	189
9	湖北	70	9	湖北	185
10	湖南	69	10	四川	154

表 1-9　2022 年中国药物临床试验区域分布

地区	省（自治区、直辖市）	临床试验数量 / 项
华东	上海、江苏、浙江、安徽、福建、江西、山东	1260
华北	北京、天津、河北、山西、内蒙古	786
华中	河南、湖北、湖南	707
华南	广东、广西、海南	316
西南	重庆、四川、贵州、云南、西藏	235
东北	辽宁、吉林、黑龙江	132
西北	陕西、甘肃、青海、宁夏、新疆	29

从疾病领域来看，消化道与代谢系统疾病、肿瘤、感染性疾病、神经系统疾病、心血管疾病领域开展的临床试验较多。其中，消化道与代谢系统疾病 326 项、肿瘤 266 项、感染性疾病 250 项（图 1-19）。

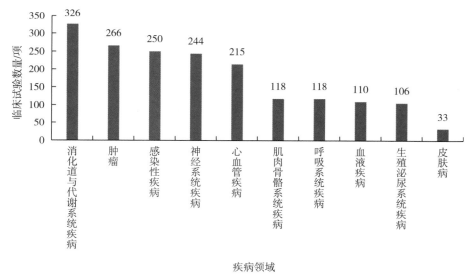

图 1-19　2022 年中国药物临床试验疾病领域分布

（数据来源：国家药物临床试验登记与信息公示平台）

2. 国际平台登记的临床试验数量较上一年有所回落

2022 年，中国机构在 ClinicalTrials.gov 平台上共登记临床试验 3801 项。其中，干预性试验2907项（全球占比为11.73%），观察性试验894项（全球占比为11.72%）（图1-20至图1-22）。

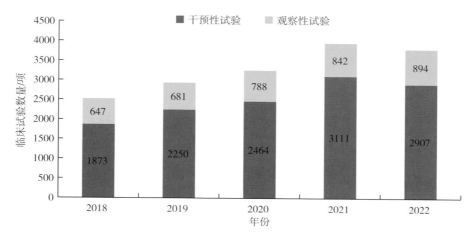

图1-20　2018—2022年中国在ClinicalTrials.gov数据库登记的临床试验数量

（数据来源：ClinicalTrials.gov数据库①）

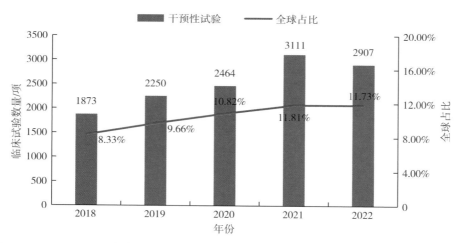

图1-21　2018—2022年中国在ClinicalTrials.gov数据库登记的干预性试验数量及全球占比

（数据来源：ClinicalTrials.gov数据库）

① 检索日期：2023年5月17日。基于ClinicalTrials.gov平台检索当年开展临床试验（study start）的数量，由于数据库更新、补充、删减及临床试验补登记等原因，2021年及之前的临床试验数量较系列报告有所不同，但整体发展趋势基本一致。

27

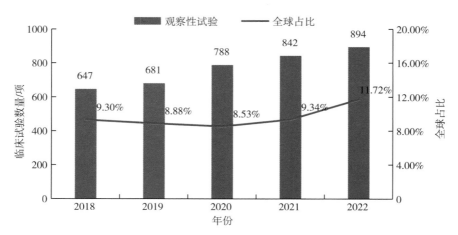

图 1-22　2018—2022 年中国在 ClinicalTrials.gov 数据库登记的观察性试验数量及全球占比

（数据来源：ClinicalTrials.gov 数据库）

北京、上海、广东是中国在 ClinicalTrials.gov 上登记临床试验较多的地区，2022 年分别开展了 981 项、847 项、601 项临床试验，随后依次为江苏、浙江、香港、山东、湖北、天津、河南（表 1-10）。肿瘤、消化系统疾病和呼吸道疾病是中国开展临床试验数量最多的 3 个疾病领域（图 1-23）。

表 1-10　2022 年 ClinicalTrials.gov 数据库上登记的中国临床试验地区分布

序号	地区	总数 / 项	干预性试验 / 项	观察性试验 / 项
1	北京	981	763	218
2	上海	847	664	183
3	广东	601	467	134
4	江苏	450	367	83
5	浙江	442	368	74
6	香港	358	274	84
7	山东	288	223	65
8	湖北	275	223	52
9	天津	274	247	27
10	河南	236	195	41
11	四川	221	189	32

续表

序号	地区	总数/项	干预性试验/项	观察性试验/项
12	湖南	219	188	31
13	重庆	170	134	36
14	福建	135	101	34
15	陕西	126	86	40
16	安徽	126	119	7
17	辽宁	118	96	22
18	江西	115	97	18
19	吉林	113	105	8
20	河北	99	86	13
21	山西	93	73	20
22	广西	72	64	8
23	云南	70	55	15
24	黑龙江	65	56	9
25	甘肃	38	27	11
26	海南	35	28	7
27	贵州	29	22	7
28	宁夏	25	17	8
29	新疆	24	20	4
30	青海	14	9	5
31	内蒙古	11	11	0
32	西藏	5	3	2
33	澳门	0	0	0

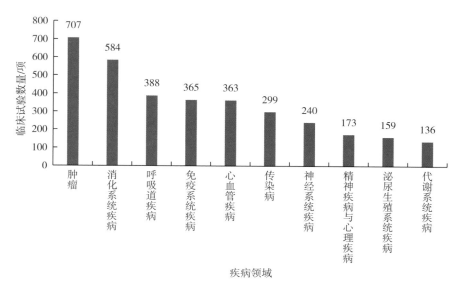

图 1-23　2022 年中国临床试验涉及的主要疾病领域

（数据来源：ClinicalTrials.gov 数据库）

（三）临床研究机构

截至 2023 年 6 月，通过中国合格评定国家认可委员会（China National Accreditation Service for Conformity Assessment，CNAS）认定的医学实验室共 662 家，通过美国病理学家协会（College of American Pathologists，CAP）[①] 认证的临床检验实验室共 105 家。2022 年，中国共有 470 家医疗机构开展药物临床试验。此外，中国已在 20 个疾病领域 / 临床专科建立了 50 家国家临床医学研究中心。本小节从医学实验室、药物临床试验机构、国家临床医学研究中心 3 个方面，梳理中国临床医学研究机构的情况。

[①]　美国病理学家协会（College of American Pathologists，CAP）是美国的一个非营利临床实验室认定机构，它依据美国临床检验标准化委员会的业务标准和操作指南，以及 1988 年的美国临床实验室改进规范，对临床实验室各个学科制定了具体的检查单，通过严格要求确保实验室符合质量标准，是国际公认的权威的实验室质量认证组织。

1. 医学实验室

目前[①]，中国合格评定国家认可委员会共认定 662 家医学实验室（详见附录 C），其中，数量排名前十的地区分别是江苏（76 家）、上海（58 家）、北京（53 家）、广东（51 家）、浙江（43 家）、四川（37 家）、山东（32 家）、陕西（29 家）、湖北（26 家）、天津（25 家）（图 1–24）。

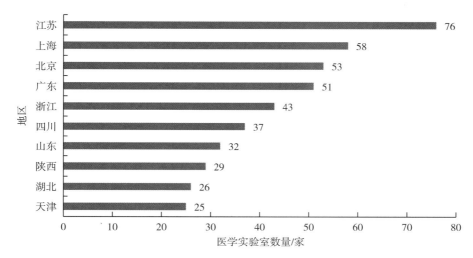

图 1–24　中国合格评定国家认可委员会认定的医学实验室主要分布地区

2022 年，美国病理学家协会对 13 家中国实验室进行了认证，截至 2023 年 6 月，获得美国病理学家协会认证的中国实验室共 105 家[②]（详见附录 D），主要分布在上海（28 家）、北京（23 家）、广州（7 家）等地区（图 1–25）。

---

①　检索日期：2023 年 6 月 5 日，检索结果包含港澳台地区，数据来源：https：//las.cnas.org.cn/LAS_FQ/publish/externalQueryML.jsp。

②　检索日期：2023 年 6 月 5 日，不含港澳台地区，数据来源：https：//www.cap.org/laboratory–improvement/accreditation/accredited–laboratory–and–biorepository–directory/。

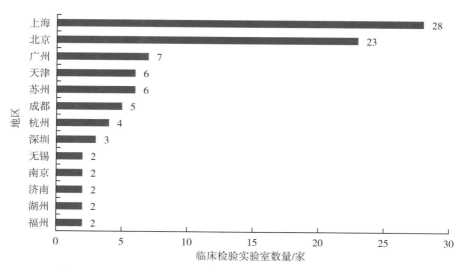

图 1-25　美国病理学家协会认定的临床检验实验室主要分布地区

2. 药物临床试验机构

2022 年，共有 470 家医疗机构开展药物临床试验①。其中，开展临床试验数量较多的机构包括北京大学肿瘤医院（80 项）、安徽济民肿瘤医院（74 项）、复旦大学附属肿瘤医院（70 项）（表 1-11）。

表 1-11　2022 年中国主要省（自治区、直辖市）临床研究机构登记的药物临床试验数量②

省（自治区、直辖市）	序号	主要研究者所在单位	药物临床试验登记数量 / 项
北京	1	北京大学肿瘤医院	80
	2	北京协和医院	63
	3	北京大学人民医院	49
	4	中国医学科学院肿瘤医院	47
	5	北京大学第一医院	37

---

①　此处统计的是 2022 年登记开展药物临床试验的药物临床试验机构的数量。

②　"主要研究者所在单位"是指国家药物临床试验登记与信息公示平台中"研究者信息"部分"主要研究者"的单位名称。

续表

省（自治区、直辖市）	序号	主要研究者所在单位	药物临床试验登记数量/项
安徽	1	安徽济民肿瘤医院	74
	2	安徽医科大学第二附属医院	61
	3	蚌埠医学院第一附属医院	32
	4	合肥京东方医院有限公司	19
	5	中国科学技术大学附属第一医院	9
上海	1	复旦大学附属肿瘤医院	70
	2	复旦大学附属华山医院	49
	3	复旦大学附属中山医院	33
	4	同济大学附属东方医院	31
	5	上海交通大学附属胸科医院	28
广东	1	中山大学肿瘤防治中心	59
	2	中山大学附属第一医院	18
	3	东莞康华医院	17
	4	广州医科大学附属第一医院	13
	5	广东省中医院	12
	5	中山大学孙逸仙纪念医院	12
河南	1	新郑华信民生医院	58
	2	河南弘大心血管病医院	58
	3	新乡市中心医院	21
	4	郑州大学附属洛阳中心医院	11
	5	郑州市第六人民医院	8
湖南	1	湖南湘雅博爱康复医院	54
	2	中南大学湘雅三医院	23
	3	长沙市第三医院	20
	4	郴州市第一人民医院	20
	5	南华大学附属第二医院	19
	5	长沙市第一医院	19

续表

省（自治区、直辖市）	序号	主要研究者所在单位	药物临床试验登记数量/项
四川	1	四川大学华西医院	50
	2	川北医学院附属成都新华医院	46
	3	成都中医药大学附属医院	12
	4	四川大学华西第二医院	11
	5	成都市第五人民医院	5
	5	四川省疾病预防控制中心	5
吉林	1	吉林大学白求恩第一医院	43
	2	吉林省肿瘤医院	25
	3	通化市中心医院	8
	4	长春中医药大学附属医院	5
江苏	1	苏州大学附属第一医院	35
	2	无锡市第三人民医院	18
	3	无锡市人民医院	15
	4	南京大学医学院附属鼓楼医院	13
	5	江苏省疾病预防控制中心	13
浙江	1	杭州康柏医院	33
	2	温州医科大学附属第二医院	24
	3	浙江大学医学院附属第一医院	21
	3	浙江萧山医院	21
	5	东阳市横店医院	16
	5	浙江大学医学院附属第二医院	16
	5	浙江中医药附属大学肿瘤医院	16

3. 国家临床医学研究中心

国家临床医学研究中心（简称"临床中心"）是面向疾病防治需求，以临床应用为导向，以医疗机构为主体，以协同网络为支撑，开展临床研究、协同创新、学术交流、人才培养、成果转化、推广应用的技术创新与成果转化类国家科技创新基地。截至2022年年底，科技部等管理部门共分4个批次布局建设了50家临床中心，覆盖20个疾病领域/临床专科，分别为：心血管疾病（2家）、神经系统疾病（1家）、慢性肾病（3家）、恶性肿瘤（2家）、呼吸系统疾病（3家）、代谢性疾病（2家）、精神心理疾病（3家）、妇产疾病（3家）、消化系统疾病（3家）、口腔疾病（4家）、老年疾病（6家）、感染性疾病（3家）、儿童健康与疾病（2家）、骨科与运动康复（1家）、眼耳鼻喉疾病（3家）、皮肤与免疫疾病（2家）、血液系统疾病（3家）、中医（2家）、医学检验（1家）、放射与治疗（1家）。2022年，50家临床中心在临床医学研究、人才队伍建设、区域辐射带动、适用技术推广、国际合作交流等方面取得较好成效。

（1）建设情况

围绕总体发展目标，50家临床中心均分别设置了独立的组织架构，不断完善各项管理规章制度，不断推进基础设施、技术平台建设，持续优化管理服务质量。截至2022年年底，50家临床中心的办公场地面积累计达19.14万平方米，持续加强分子生物学、细胞生物学、模式动物、组织病理学、生物影像、高通量测序等技术平台的优化布局。46家临床中心制定了资源共享制度，35家临床中心针对科研管理、人员考核、知识产权保护、经费使用、数据服务、生物样本库建设与管理、安全管理、财务管理、仪器设备管理、网络单位建设与管理等制定了专项管理细则。此外，临床中心还强化生物样本库、生物统计、数据管理等方面的建设，为临床中心及网络成员单位提供数据清理与挖掘、临床证据荟萃分析等技术服务。

（2）临床研究

2022年，50家临床中心共主持/参与临床试验3396项，其中药物临床试验2172项，创新医疗器械临床试验209项，其他临床试验（干预研究、比较研究、健康队列研究等）1015项，恶性肿瘤、老年疾病、血液系统疾病的临床试验项目较多（表1-12）。从研究类型来看，前瞻性研究3210项，回顾性研究91项；从多中心试验来看，开展国际多中心临床试验578项，国内多中心临床试验2224项；牵头或作为主要研究机构开展国际多中心临床试验146项，牵头或作为主要研究机构开展国内多中心临床试验939项。

表1-12　2022年50家临床中心开展的临床试验情况

疾病领域	药物临床试验/项	创新医疗器械临床试验/项	其他临床试验/项	小计/项
心血管疾病	54	35	155	244
老年疾病	465	61	120	646
恶性肿瘤	617	12	46	675

续表

疾病领域	药物临床试验/项	创新医疗器械临床试验/项	其他临床试验/项	小计/项
血液系统疾病	355	3	65	423
消化系统疾病	56	2	48	106
神经系统疾病	107	0	10	117
皮肤与免疫疾病	74	6	0	80
慢性肾病	19	3	11	33
呼吸系统疾病	104	3	24	131
眼耳鼻喉疾病	73	13	35	121
代谢性疾病	14	3	38	55
精神心理疾病	27	3	0	30
妇产疾病	29	1	71	101
口腔疾病	9	32	119	160
放射与治疗	13	17	41	71
感染性疾病	61	3	86	150
儿童健康与疾病	49	0	110	159
骨科与运动康复疾病	11	9	23	43
中医	34	1	11	46
医学检验	1	2	2	5
合计	2172	209	1015	3396

（3）人才队伍

近年来，临床中心多方位引智育才，多措并举，加大力度培养青年科技人才，培育了一批专业化研究人才，集聚了一批高水平管理人才，打造了一批优质高效的支撑服务团队，初步形成了以医疗机构为主体、以协同网络为支撑的人才体系。截至 2022 年年底，50 家临床中心共有工作人员 25 429 人（包括固定人员及兼职/客座人员），其中院士 81 人、正高级人员（不含院士）3227 人、副高级人员 3535 人。

国家慢性肾病临床医学研究中心（中国人民解放军总医院）围绕肾脏疾病临床研究重点和热点，针对临床研究设计、临床研究分析、临床研究实施管理、临床研究数据管理、医学统计方法等主题，举办多期培训班。通过短期、强化授课培训提高科研人员的临床研究理论水平和实践能力，培养了一批临床研究骨干，为临床中心和协同研究网络提供了人才储备。

国家消化系统疾病临床医学研究中心（首都医科大学附属北京友谊医院）实施人才引进、培养和发展规划，积极引进海外高层次人才助力中心建设，配合相关"人才计划"专项制定人才激励机制，为中青年骨干提供国内外交流学习和开展科学研究的机会。该中心近百名骨干成员每年有机会参加美国消化疾病周、美国肝病研究学会年会、亚太肝脏协会年会、国际儿童移植学会年会、国际肝移植协会年会等国际学术会议。

国家老年疾病临床医学研究中心（北京医院）搭建了院校间及院内科研合作平台，开展"百人计划"，成立"青年学术联盟"，制定科研奖励和成果转化政策，设置北京医院重大科研贡献奖和院级科研成果奖，组织科研人才培训，最大程度支持和激励科研人员开展科学研究及成果转化工作，培养具备国际化视野的各领域领军人才，为该中心建设发展培养、储备优秀骨干人才；重视通过科研项目加强人才队伍建设，不断完善培养机制、优化培养模式。此外，北京医院积极搭建老年医学学术交流平台，不断提升老年专科临床研究人员及医师团队整体素质。

（4）辐射带动

截至 2022 年年底，50 家临床中心共建设网络成员单位 14 696 个（涉及 7936 个单位和机构），分布于全国 33 个省（自治区、直辖市）（表 1–13），其中综合医院和专科医院 7430 个。临床中心借助协同网络平台，开展了大量的临床研究、人才培养、技术推广等工作，辐射带动相关疾病领域科技实力和临床诊疗水平提升。

表 1–13　临床中心网络成员单位分布情况

地区	网络成员单位 / 个	地区	网络成员单位 / 个
北京市	414	湖南省	380
天津市	110	广东省	420
河北省	379	广西壮族自治区	164
山西省	226	海南省	49
内蒙古自治区	366	重庆市	238
辽宁省	255	四川省	525
吉林省	154	贵州省	195
黑龙江省	176	云南省	204

续表

地区	网络成员单位 / 个	地区	网络成员单位 / 个
上海市	202	西藏自治区	22
江苏省	449	陕西省	259
浙江省	311	甘肃省	207
安徽省	267	青海省	93
福建省	282	宁夏回族自治区	107
江西省	202	新疆维吾尔自治区	179
山东省	453	香港特别行政区	4
河南省	392	澳门特别行政区	2
湖北省	250		

国家慢性肾病临床医学研究中心（中国人民解放军东部战区总医院）持续打造慢性肾脏病全程管理中心（Chronic Kidney Disease Management Center，CKDMC）及其管理网络，将互联网 / 物联网技术联合大数据链作为节点，构建一体化、同质性、共享型的慢性肾脏病（Chronic Kidney Disease，CKD）患者标准筛查、治疗和管理模式，构建辐射全国的肾脏疾病防、诊、治协同网络，打造可持续产出临床证据的研究平台和研究成果普及推广体系。截至 2022 年年底，该中心已在全国范围内建成 90 余家 CKDMC，开展了 10 万多次 CKD 筛查工作，管理患者 5000 余例，实现了从"国家中心"到"核心单位"，再到"网络单位"和"基层网络"的全覆盖分级网络体系。

国家代谢性疾病临床医学研究中心（上海交通大学医学院附属瑞金医院）牵头建设国家标准化代谢性疾病管理中心（Metabolic Management Center，MMC），覆盖包括香港特别行政区和澳门特别行政区在内的 31 个省份，服务超过 1000 万名糖尿病患者。MMC 推出了"瑞宁预糖""瑞宁知糖"等糖尿病风险评估方案，将专业医学知识、临床经验总结与先进的机器学习技术相结合，建立糖尿病风险有效评估方案。2022 年，该中心建成了 MMC 全国总中心—区域中心—县域中心—社区中心的四级协作网络，不断完善管理章程，基本实现了代谢性疾病的同质化和规范化管理。

国家眼耳鼻喉疾病临床医学研究中心（上海市第一人民医院）发起了全国性"光明中心能力建设与提升项目"，致力于打造中国眼底疾病规范化诊疗协作网络、培养更多具有眼底疾病诊疗能力的医生、构建医技护联合协作的眼底病管理模式。截至 2022 年年底，全国已有 1023 家"光明中心"运行创建，实现 32 个省份全覆盖，涵盖近 280 个城市、200 个县；共 13 966 位医生、1304 位技师、2110 位护士加入眼底病"早筛早诊早治"的队伍中，累计管理眼底病患者 363 079 位。"光明中心"项目入选 2022 年《中国卫生健康服务体系创新案例集》。

（5）技术推广

2022 年，50 家临床中心共推广疾病预防监测、筛查诊断、治疗策略、标准化操作、院内管理等方面专业技术 271 项，累计推广 2521 次，覆盖人数 477.03 万人次。针对不同地区的疾病防控需求，50 家临床中心与区域医疗机构进行精准对接，以线上线下结合的方式，开展了义诊、技术培训、健康教学、对口支援等各种形式的健康扶贫 1614 次，辐射人群 716.82 万人，覆盖 31 个省份。

国家呼吸系统疾病临床医学研究中心（广州医科大学附属第一医院）联合全国呼吸学会及呼吸医师协会启动肺功能检查与临床应用规范化培训万里行项目，开展覆盖全国的肺功能规范化培训。截至 2022 年 12 月，已建立 56 家"肺功能规范化培训中心"，形成了培训示范基地及网络合作联盟。该临床中心还建立了国内首个获得英国皇家外科学院认证的规范化培训平台，已在国内 220 余家三甲医院推广，举办国际培训班 13 期，来自美国、澳大利亚、欧洲、中国香港等国家和地区的胸外科及麻醉医师参加了培训。

国家妇产疾病临床医学研究中心（北京大学第三医院）2022 年重点推广普及自体脂肪血管基质成分宫腔灌注治疗薄型子宫内膜、女性生育力保存、女性生育力超声综合评估、生殖微创、多胎妊娠减胎、经阴道超声引导下取卵、胚胎移植、植入前遗传学胚胎诊断、辅助孵化、卵子激活等技术，并通过学术会议、学术报告、授课、定点帮扶、远程授课等形式推广至百余家单位。此外，该中心还组织了"2022 年国家产科质控中心培训"与"降低阴道分娩并发症发生率专项行动工作推进会"两次培训，累积观看人数接近 8 万人次；举办"第十二届国际慢性盆腔痛大会暨妇科热点问题论坛"，累积观看人数达 16 万人次。

国家放射与治疗临床医学研究中心（复旦大学附属中山医院）成立中国心脏瓣膜病介入中心（简称"瓣膜中心"），推动培训、质控、认证等各项工作高效、规范开展。瓣膜中心培训工作组撰写了国内首套 TAVR 标准化培训课件，2022 年开展 1 期规范化培训班、2 期影像学习班、2 期进阶班，累计覆盖 400 余人。同时开展 2 场多学科诊疗、规范化诊疗病例讨论会，全网直播点击率破 2.6 万人次。瓣膜中心还组织专家撰写《中国心脏瓣膜病介入中心标准 1.0（认证和建设标准）》等系列标准文件。截至 2022 年年底，瓣膜中心网站注册机构有 114 家，覆盖全国 26 个省份。

（6）国际交流

2022 年，50 家临床中心共组织召开学术交流会议 753 场，其中国际会议 83 场、国内会议 670 场；线上、线下累计参加人数约 8778.21 万人次；千人以上规模的学术会议 364 场。

中国于 2021 年正式成为 WHO 国际癌症研究机构（International Agency for Research on Cancer，IARC）成员国。2022 年，国家恶性肿瘤临床医学研究中心（中国医学科学院肿瘤医院）正式启动与 IARC 的合作程序，并逐步开展与 IARC 的学术交流与合作，参加了 IARC 第 58 届科学委员会会议和第 64 届理事会会议，就 IARC 的 2021—2025 年中期战略框架建设和关键绩效指标提出意见与建议。此外，该中心与亚洲国家癌症中心联盟建立了常规交流合作机制，以月度例会、季度例会的形式与 ANCCA 成员国保持定期沟通与交流，积极参与亚洲抗癌守则的制定工作。

国家消化系统疾病临床医学研究中心（首都医科大学附属北京友谊医院）主办"第十九届北京国际消化疾病论坛"，论坛注册参会人数 2.2 万余人，观看人数达 5.8 万余人次。该中心还主办了"亚太肝脏研究学会（APASL）肝纤维化专题会"，邀请欧美亚太地区共 51 位肝纤维化领域的国际顶尖学者做学术报告，提出并讨论修改了《门脉高压症逆转的专家共识意见》。该论坛受到国内外研究机构和医疗机构的高度关注，全球 30 个国家和地区的参会者在线观看直播，观看量达 3.7 万余次。

国家中医针灸临床医学研究中心（天津中医药大学第一附属医院）广泛开展国际医疗合作，扩大了中医药服务规模，推动中医药服务走向世界。2022 年，该中心获批商务部、国家中医药管理局第二批特色服务出口基地（中医药），同时与澳大利亚、新加坡、加拿大等国家保持密切合作，并与澳大利亚有关企业搭建海外网络协作单位，开展学术交流；制作英文针灸文化宣传册并推广至泰国、荷兰、也门等"一带一路"沿线国家；派遣 13 名骨干医师赴加蓬、刚果开展援外医疗工作和特色技术推广应用；通过远程会诊平台为新加坡国立医院、所罗门群岛国家转诊医院、加拿大安大略省金斯敦市 Providence 护理医院提供国际远程会诊等服务。

（四）成果转化

随着中国临床医学研究的持续快速发展，创新产出量大幅提升，不断为疾病防治提供新产品、新方案。本部分主要从国家药监局 1 类新药的批准与上市、医疗器械的注册与上市、创新医疗器械审批、临床指南的发布等方面，总结中国 2022 年临床医学研究成果的转化情况。

1. 创新药物

2022 年，国家药监局药品审评中心受理 1 类创新药注册申请 1794 个，其中临床申请 1733 个，上市申请 61 个。按药品类型统计，化学药物 1075 个、生物制品 670 个、中药 49 个。按生产场地类别统计，境内生产创新药 1432 个，境外生产创新药 362 个。受理突破性治疗药物注册申请 200 件，其中 56 件（37 个品种）纳入突破性治疗药物程序[①]。2022 年，国家药监局建议审评通过的创新药有 21 个，包括 11 个化学药、4 个中药和 6 个治疗用生物制品（详见附录 F）[②]。

肿瘤方面，中山康方生物医药有限公司研发的凯得宁单抗注射液（商品名：开坦尼）是全球首款获批的基于 PD-1 的双特异性抗体药物，也是全球首款获批的 PD-1/CTLA-4 双特异性抗体，用于治疗既往接受含铂化疗治疗失败的复发或转移性宫颈癌患者。江苏恒瑞医药股份有限公司研发的瑞维鲁胺片（商品名：艾瑞恩）是中国首个自主研发的新型雄激素受体（Androgen Receptor，AR）抑制剂，用于治疗高瘤负荷的转移性激素敏感性前列腺癌（Metastatic Hormone-Sensitive Prostate Cancer，mHSPC）患者。

精神心理疾病方面，山东绿叶制药有限公司研发的盐酸托鲁地文拉法辛缓释片（商品名：若欣林），为中国首个具有自主知识产权且用于治疗抑郁症的化学药物 1 类创新药，可改善焦虑、快感缺失、疲劳、认知症状障碍等方面症状。

代谢性疾病方面，华领医药技术（上海）有限公司研发的多格列艾汀片（商品名：华堂宁）获批上市，是全球首个获批上市的葡萄糖激酶启动剂（Glucokinase Activator，GKA）药物，用于改善成人 2 型糖尿病患者的血糖控制。

---

① 国家药监局. 2022 年度药品审评报 [EB/OL].（2023-09-06）[2023-09-07].https：//www.nmpa. gov.cn/xxgk/fgwj/gzwj/gzwjyp/20230906163722146.html.

② 据《2022 年度药品审评报告》，21 个药品中，有 1 个药品是在 2023 年审评通过的。

2. 创新医疗器械

2022 年，国家药监局批准境内第三类医疗器械注册 5692 项，与 2021 年相比增加了 23.8%[①]。其中，医疗器械 4209 项、体外诊断试剂 1483 项。从注册形式看，首次注册 1844 项，占全部境内第三类医疗器械注册数量的 32.4%，延续注册 1915 项，占全部境内第三类医疗器械注册数量的 33.6%；许可事项变更注册 1933 项，占全部境内第三类医疗器械注册数量的 34.0%。从注册类型来看，注册的境内第三类医疗器械，除体外诊断试剂外，共涉及《医疗器械分类目录》中 18 个子目录的产品。注册数量居前 5 位的第三类医疗器械分别是无源植入器械，神经和心血管手术器械，注输、护理和防护器械，医用成像器械，有源手术器械。与 2021 年相比，神经和心血管手术器械增加 92.2%，医用成像器械增加 78.0%，有源手术器械增加 76.6%，无源植入器械增加 68.4%。

依照《创新医疗器械特别审查程序》《医疗器械优先审批程序》，2022 年共收到创新医疗器械特别审批申请 343 项，比 2021 年增加 37.8%，其中 68 项获准进入特别审查程序。2022 年共有 55 个创新医疗器械产品获批上市，比 2021 年增加 57.1%，包括神经刺激器、外科手术定位系统、心血管支架系统、医学影像系统及辅助分析软件、放射治疗系统、体外检测试剂盒、医用黏合剂、质子治疗系统等（详见附录 G）。

3. 临床指南

2022 年，国家卫生健康委共发布 7 份指导意见，包括新冠肺炎、猴痘等传染病的检测与防控，以及肿瘤药物的临床应用等。国家药监局及其药品审评中心、医疗器械技术审评中心共发布指导原则 97 份，涉及临床试验（19 份）、药学研究与评价（7 份）、临床试验设计（7 份）、生物等效性研究（6 份）、中药新药与复方制剂（5 份）等领域，适应证包括肿瘤、免疫系统疾病、心血管疾病等。

此外，中华医学会通过学术期刊发表临床医学指南 106 份、专家共识 297 份，涉及乙型肝炎、丙型肝炎、慢性肾脏疾病、干细胞移植、围手术期管理等。

---

① 国家药监局. 2022 年度医疗器械注册工作报告 [EB/OL].（2023–02–08）[2023–07–19]. https：//www.nmpa.gov.cn/yaowen/ypjgyw/20230208090055135.html.

第二章 2022 年国内外临床医学研究政策与法规

一、国际临床医学研究政策与法规

2022 年，围绕临床试验的申请、设计、实施、管理、伦理审查等环节，全球发布了一系列临床医药研究政策与法规，为进一步规范临床试验流程、提高临床试验质量和效率提供了重要参考和保障。本章对主要政策与法规进行简要介绍。

（一）临床试验监管与组织实施相关政策与法规

2022 年，美国、欧盟等国家（地区）和相关组织针对临床试验的申请、设计、实施、管理、伦理审查等环节出台了一系列的监管政策与法规，为规范临床试验提供了有力支撑和依据。

1. 临床试验监管相关政策与法规

欧盟《临床试验法规》正式生效

2022 年 1 月 31 日起，欧盟《临床试验法规》（*Clinical Trials Regulation*，*CTR*）正式生效①。该法规旨在规范欧盟国家临床试验的提交、评估和监管。《临床试验法规》覆盖临床试验授权审批程序、受试者的保护 / 知情同意、临床试验的安全报告、试验用药物管理、临床试验实施过程监管等内容。例如，规定任何申请的形式审查时间均为 10 天，审批时间不超过 45 天，生物技术及先进疗法（基因治疗、体细胞治疗或含有遗传性修饰器官药物）的审批额外延长 50 天，用于专家咨询。

欧洲的临床试验信息系统（Clinical Trials Information System，CTIS）也于同期

---

① European Medicines Agency. Clinical Trials Regulation[EB/OL].（2022-01-31）[2023-07-19]. https：//www.ema.europa.eu/en/human-regulatory/research-development/clinical-trials/clinical-trials-regulation.

启动。CTIS 是目前临床试验申办者和监管者提交和评估临床试验数据的单一入口，同一申办文件可同时在 30 多个欧盟 / 欧洲经济体国家申请授权。在此之前，欧盟一直根据临床试验指令 2001/20/EC（EU-CTD）开展临床试验，该指令存在一定局限性。例如，临床试验的申请、提交和批准等均需交由成员国管理，导致多国联合申报的临床试验面临烦琐的申报过程。CTIS 启动后，多国多中心临床试验申办方申报临床试验只需提交一份统一格式的申请资料；并向药物警戒系统（EudraVigilance System）提交可疑非预期严重不良反应及年度安全报告，无须再向所有成员国提交报告。

2. 临床试验组织与实施相关政策与法规

（1）美国 FDA 发布《临床试验多终点》指南

美国 FDA 于 2022 年 10 月 21 日发布《临床试验多终点》（*Multiple Endpoints in Clinical Trials Guidance for Industry*）指南[①]，旨在向申办方和审评人员提供关于临床试验多个终点的分析和管理建议。

多终点分组根据优先顺序，通常分为主要终点（Primary Endpoints）、次要终点（Secondary Endpoints）和其他终点。该指南介绍了临床试验中使用的不同类型多终点情况，并提出指导性建议，包括共同主要终点（Co-primary Endpoints）、复合终点（Composite Endpoints）、多复合终点（Multi-component Endpoints）等。共同主要终点要求同时满足两个以上上述终点，药物才能获批，这样可以有效降低错误结论的发生率，但也增加了临床试验的工作量和难度。复合终点是将重要临床结局合并为单个主要终点进行分析，主要采用多组比较、事件时间分析（Time-to-Event Analyses）等方法。多复合终点与复合终点相似，但需要在个体和整体中评估不同临床终点的多重效应，可根据临床的可解释性将临床结果的特定组成部分或子域作为主要或次要终点进行分析。例如，同种异体胰岛细胞移植治疗 1 型糖尿病的临床试验主要终点是应答率（Response Rate），只有当患者符合二分应答（Dichotomous Response）标准时，即糖化血红蛋白值处于正常范围且低血糖消除时，才被认为是应答者。

---

① FDA. Multiple endpoints in clinical trials guidance for industry[EB/OL].（2022-10-20）[2023-07-19]. https：//www.fda.gov/regulatory-information/search-fda-guidance-documents/multiple-endpoints-clinical-trials-guidance-industry.

（2）美国 FDA 发布《建立生物等效性的统计学方法》指南草案

美国 FDA 于 2022 年 12 月 2 日发布《建立生物等效性的统计学方法》（*Statistical Approaches to Establishing Bioequivalence*）指南草案[①]，旨在帮助申请人利用其等效性研究数据，缩短审评周期。

该指南草案取代了 FDA 于 2001 年发布的旧版本《建立生物等效性的统计学方法》，更新了新药研发不同阶段所提交的生物利用度和生物等效性数据相关要求，增加了窄治疗指数药物和高变异药物的生物等效性评估、适应性试验设计、缺失患者数据填充等新内容。在适应性试验设计方面，指南草案建议，允许根据试验中受试者的累积数据对设计的一个或多个方面做出相应的调整。数据缺失和并发事件可能会带来偏差、误导性推论、精度损失和统计效力损失等问题。针对如何处理相关事件导致的缺失数据，指南草案建议申办人参考《临床试验中的估计目标与敏感性分析 E9（R1）》以制定相应处理措施。

（3）美国 FDA 发布《临床试验中提高代表性不足的种族与族群受试者入组的多样性计划指南草案》

美国 FDA 于 2022 年 4 月 13 日发布《临床试验中提高代表性不足的种族与族群受试者入组的多样性计划指南草案》（*Diversity Plans to Improve Enrollment of Participants From Underrepresented Racial and Ethnic Populations in Clinical Trials*；*Draft Guidance for Industry*；*Availability*）[②]，旨在为申请人的医疗产品开发计划提供参考建议，以纳入更多来自代表性不足的种族和族群的受试者。

该指南草案建议临床试验申请人尽早向 FDA 递交一份种族和族群多样性计划，明确提出将种族与族群多样性作为临床试验审评的重要组成部分，且临床试验申请中必须包含多样性研究方案。申办者需要在封面上以规定的字体标注"种族与族群多样性计划"，以提醒审评人员。FDA 也将在整个医疗产品开发过程中定期要求申办者更新计划内容。药物和医疗器械的上市申请中，申办者必须明确指出其对不同

---

① FDA. Statistical approaches to establishing bioequivalence[EB/OL].（2022−12−02）[2023−07−20]. https：//www.fda.gov/regulatory−information/search−fda−guidance−documents/statistical−approaches−establishing−bioequivalence−0.

② FDA. Diversity plans to improve enrollment of participants from underrepresented racial and ethnic populations in clinical trials；draft guidance for industry；availability[EB/OL].（2022−04−13）[2023−07−20]. https：//www.fda.gov/regulatory−information/search−fda−guidance−documents/diversity−plans−improve−enrollment−participants−underrepresented−racial−and−ethnic−populations.

人群的健康益处及挑战。

（4）欧洲监管机构发布《复杂临床试验问答》指南

欧盟委员会（European Commission）、欧洲药品局总部（Heads of Medicines Agencies，HMA）和欧洲药品管理局（European Medicines Agency，EMA）于2022年6月2日发布《复杂临床试验问答》（*Complex Clinical Trials-Questions and Answers*）指南，旨在阐明开展复杂临床试验的原则。

复杂临床试验（Complex Clinical Trails，CCT）被定义为一类非常规的临床试验，其设计、实施、分析和报告具有复杂的要素、特征和方法。该指南重点就复杂临床试验设计和实施过程中的重要考虑因素，主试验设计和执行方案中的额外考虑因素，贝叶斯分析方法，对照数据的计划、收集与使用，申请和产品上市中采用的生物标志物，受试者的安全、权益与福利保障，监管机构、申办方、研究人员之间的交流等7个方面提出指导性建议[①]。此外，该指南建议医药产品和体外诊断试剂的临床试验申办者在提交临床试验申请时，查阅所在国家的指导文件，主动向所在国家的主管部门咨询使用多种生物标志物的注意事项。

（5）美国FDA发布《主方案：加快抗肿瘤药物和生物制品开发的高效临床试验设计策略》和《扩展队列：加快肿瘤药物和生物制剂开发的首次人体试验》指南

美国FDA于2022年3月1日围绕加快抗肿瘤药物和生物制剂开发发布《主方案：加快抗肿瘤药物和生物制品开发的高效临床试验设计策略》（*Master Protocols：Efficient Clinical Trial Design Strategies to Expedite Development of Oncology Drugs and Biologics Guidance for Industry*）和《扩展队列：加快肿瘤药物和生物制剂开发的首次人体试验》（*Expansion Cohorts：Use in First-in-Human Clinical Trials to Expedite Development of Oncology Drugs and Biologics Guidance for Industry*）指南，旨在帮助研究人员完善相关临床试验的设计和招募方案。

---

① Ferdous Al-Faruque. EU regulators offer new guidance on complex clinical trials[EB/OL].（2022-06-03）[2023-07-02]. https：//www.raps.org/news-and-articles/news-articles/2022/6/eu-regulators-offer-new-guidance-on-complex-clinic.

《主方案：加快抗肿瘤药物和生物制品开发的高效临床试验设计策略》①② 重点就主方案的试验设计、生物标志物、统计学、安全性评估等提出了多项监管措施，并对抗肿瘤药物主方案临床试验提出具体建议。例如，在 1 种疾病中同时评估多种药物（如伞式试验）时，使用 1 个共用的对照组（以当前标准疗法为对照组）；在同时评估两种或两种以上临床试验药物时，主方案可能包括新组合的探索剂量，在继续进行疗效评估前，应按照联合用药方案的建议剂量来评估受试者的安全性数据；对于靶向为多个生物标志物的药物主方案，应在试验开始前完成标志物阳性标准分析验证等。

在《扩展队列：加快肿瘤药物和生物制剂开发的首次人体试验》指南 ③ 中，FDA 对 2018 年发布的指南草案进行了修订，以阐明适用于首次人体试验（First in Human，FIH）扩展队列的临床试验标准、患者管理和风险评估程序，以及需要提交给 FDA 的支持扩展队列的信息。FIH 扩展队列研究是指在临床研究早期的初始剂量递增阶段获得一定研究数据后，或紧随剂量递增研究后进行的具有特定队列的临床试验，旨在快速推进临床试验进程。该指南对 FIH 扩展队列研究提出一些建议。例如，针对有限样本量的试验，申办方应设立"安全评估委员会"等独立团体等。

（6）美国 FDA 发布《新生儿药物和生物制品研究的一般临床药理学注意事项》和《儿童药物研究的一般临床药理学注意事项》

美国 FDA 分别于 2022 年 7 月和 9 月分别发布《新生儿药物和生物制品研究的一般临床药理学注意事项》（*General Clinical Pharmacology Considerations for*

---

① FDA. Master protocols：efficient clinical trial design strategies to expedite development of oncology drugs and biologics guidance for industry[EB/OL].（2022–03–02）[2023–07–20]. https：//www.fda.gov/regulatory–information/search–fda–guidance–documents/master–protocols–efficient–clinical–trial–design–strategies–expedite–development–oncology–drugs–and.

② 王慧明，萧惠来 .FDA "主方案：加快抗肿瘤药物和生物制品开发的高效临床试验设计策略供企业用的指导原则"介绍 [J]. 药物评价研究，2023，46（2）：283-293.

③ FDA. Expansion cohorts：use in first-in-human clinical trials to expedite development of oncology drugs and biologics guidance for industry[EB/OL].（2022–03–02）[2023–07–20]. https：//www.fda.gov/regulatory–information/search–fda–guidance–documents/expansion–cohorts–use–first–human–clinical–trials–expedite–development–oncology–drugs–and–biologics.

Neonatal Studies for Drugs and Biological Products Guidance for Industry）[①] 和《儿童药物研究的一般临床药理学注意事项》（*General Clinical Pharmacology Considerations for Pediatric Studies of Drugs, Including Biological Products*）[②]，对儿童药物的一般临床药理学注意事项进行了说明，旨在帮助研究人员提升药物临床试验的设计质量，并能更高效、更客观地评估儿童药物的有效性和安全性。

《新生儿药物和生物制品研究的一般临床药理学注意事项》围绕药代动力学、药效学、药物基因组学、免疫原性、伦理监管、试验人群、剂量选择、样本规模、数据分析等提出具体的监管考虑要素。《儿童药物研究的一般临床药理学注意事项》侧重于临床药理学信息，描述了基于药代动力学、药效学、暴露量 – 效应的药物计量学方法，并建议研究人员设计多剂量的药代动力学／药效学研究，以直接评估临床效果。

3. 临床试验数据使用与管理

（1）ICH 发布《E19：在特定的上市前后期或上市后临床试验中选择性收集安全性数据》指导原则草案

国际人用药品注册技术协调会（The International Council for Harmonisation of Technical Requirements for Pharmaceuticals for Human Use，ICH）于 2022 年 9 月 27 日发布《E19：在特定的上市前后期或上市后临床试验中选择性收集安全性数据》（*ICH E19 Guideline reaches Step 4 of the ICH Proces*）指导原则草案[③]，该指导原则已经进入第四阶段，即大会监管机构成员一致通过指导原则草案。

指导原则草案针对特定的上市前后期或上市后临床试验选择性收集安全性数据提出建议，包括在特定的Ⅲ期或上市后临床试验中，如果研发人员和监管人员已经

---

① FDA. General clinical pharmacology considerations for neonatal studies for drugs and biological products guidance for industry[EB/OL].（2022–07–26）[2023–07–20]. https：//www.fda.gov/regulatory–information/search–fda–guidance–documents/general–clinical–pharmacology–considerations–neonatal–studies–drugs–and–biological–products–guidance.

② FDA. General clinical pharmacology considerations for pediatric studies of drugs，including biological products[EB/OL].（2022–09–07）[2023–07–20]. https：//www.fda.gov/regulatory–information/search–fda–guidance–documents/general–clinical–pharmacology–considerations–pediatric–studies–drugs–including–biological–products.

③ ICH. ICH E19 guideline reaches step 4 of the ICH process[EB/OL].（2022–10–04）[2023–07–20]. https：//www.ich.org/news/ich–e19–guideline–reaches–step–4–ich–process.

充分了解并记录了药物的安全性特征，则可采用选择性方法来收集安全性数据。

该指导原则提出，在上市前的极少数情况下，如果研发人员能够从已完成的临床试验中获得足够的安全性数据、并经监管机构同意，则可在Ⅲ期试验中选择性地收集安全性数据。该指导原则要求申办者和研究者必须确保使用选择性安全性数据收集的方法不会干扰患者的常规护理。

（2）美国 FDA 发布《使用真实世界数据和真实世界证据向 FDA 提交药品和生物制品文件》

美国 FDA 于 2022 年 9 月 8 日发布《使用真实世界数据和真实世界证据向 FDA 提交药品和生物制品文件》（*Submitting Documents Using Real-World Data and Real-World Evidence to FDA for Drug and Biological Products*）[1]，旨在鼓励申办方在所递交资料的封面中对真实世界数据（Real-World Data，RWD）/ 真实世界证据（Real World Evidence，RWE）进行明确标注，便于 FDA 跟踪管理。

该文件明确了需要标注的 RWD/RWE。一是标注采用 RWD/RWE 的目的，包括支持既往未获批产品的安全性和有效性、支持已获批产品的说明书修改、支持上市后研究和上市后监测等。二是标注采用 RWD/RWE 的研究设计，包括随机对照研究、单臂研究、观察性研究等。三是标注 RWD 的来源，包括电子健康记录、医疗报销数据、产品和疾病登记数据、数字健康设备产生的数据、调查问卷等其他来源的数据。

虽然 FDA 并未直接制定基于 RWD/RWE 的新药审批标准或法规，但其所列举的范围和提供的撰写模板对于准备通过开展真实世界研究来支持注册申报的申办方来说，也具有非常重要的参考价值。

4. 临床试验伦理审查

美国 FDA 发布《涉及儿童的医疗产品临床研究伦理考虑》指南草案

美国 FDA 于 2022 年 9 月 23 日发布《涉及儿童的医疗产品临床研究伦理考虑》（*Ethical Considerations for Clinical Investigations of Medical Products Involving*

---

① FDA. Submitting documents using real-world data and real-world evidence to FDA for drug and biological products[EB/OL].（2022-09-08）[2023-07-20]. https：//www.fda.gov/regulatory-information/search-fda-guidance-documents/submitting-documents-using-real-world-data-and-real-world-evidence-fda-drug-and-biological-products.

Children）指南草案①，提出对儿童医疗产品临床研究的相关伦理考虑。

指南草案提出，对涉及未成年人的临床研究需重点从必要性、风险与收益情况、知情同意、数据收集、试验设计与操作等方面做好伦理审查。指南草案还根据不同临床研究情况提出了对应的伦理监管建议。例如，如果临床试验的风险不高于最低风险标准，在伦理委员会确认未成年人的风险水平后，研究人员应充分征求未成年人的意见及其父母或监护人的许可。如果临床研究的风险高于最低风险标准，但对受试者产生的潜在直接临床受益较高时，伦理委员会需要确认风险与预期收益的合理性，并确定临床研究风险不会超过替代疗法的风险，同时充分征求未成年人的意见及其父母或监护人的许可。

（二）疾病诊疗相关的政策与法规

2022年，全球针对临床医学研究发布了系列指南和指导原则。本节重点梳理美国和欧洲在肿瘤、感染等疾病领域发布的相关政策文件。

（1）美国FDA发布系列癌症临床试验指南

2022年，美国FDA针对癌症精准治疗、风险评估等方面发布系列临床试验指南。其中，《将老年人纳入癌症临床试验指南》（*Inclusion of Older Adults in Cancer Clinical Trials*）为申办方提供了指导建议，建议将65岁及以上老年患者纳入癌症治疗药物临床试验②；《扩展队列：用于首次人体临床试验以加快肿瘤药物和生物制剂的开发指南》（*Expansion Cohorts：Use in First-In-Human Clinical Trials to Expedite Development of Oncology Drugs and Biologics Guidance for Industry*）③对肿瘤药物及生物制剂研发过程中首次人体试验扩展队列的临床试验标准、患者管理和风险评估程序提

---

① FDA. Ethical considerations for clinical investigations of medical products involving children[EB/OL].（2022-09-26）[2023-07-20]. https：//www.fda.gov/regulatory-information/search-fda-guidance-documents/ethical-considerations-clinical-investigations-medical-products-involving-children.

② FDA. Inclusion of older adults in cancer clinical trials[EB/OL].（2022-03-02）[2023-07-20]. https：//www.fda.gov/regulatory-information/search-fda-guidance-documents/inclusion-older-adults-cancer-clinical-trials.

③ FDA. Expansion cohorts：use in first-in-human clinical trials to expedite development of oncology drugs and biologics guidance for industry[EB/OL].（2022-03-02）[2023-07-20]. https：//www.fda.gov/regulatory-information/search-fda-guidance-documents/expansion-cohorts-use-first-human-clinical-trials-expedite-development-oncology-drugs-and-biologics.

出了建议，并对提交管理部门的相关信息材料标准进行了说明；《主方案：加快抗肿瘤药物和生物制品开发的高效临床试验设计策略》（*Master Protocols：Efficient Clinical Trial Design Strategies to Expedite Development of Oncology Drugs and Biologics*）[1]，就主方案的试验设计、生物标志物、统计学、安全性评估等提出了建议；《癌症免疫治疗临床试验中免疫介导的不良反应特征、收集和报告指南》（*Characterizing，Collecting，and Reporting Immune-Mediated Adverse Reactions in Cancer Immunotherapeutic Clinical Trials*）[2]，明确了癌症免疫治疗临床试验及药物上市申请中有关提交免疫介导的不良反应特征、收集和报告等事项的具体标准与要求。

（2）EMA 发布《关于多发性骨髓瘤研究中使用可测量残留疾病作为临床终点的指南》

EMA 于 2022 年 7 月 12 日发布《关于多发性骨髓瘤研究中使用可测量残留疾病作为临床终点的指南》（*Reflection Paper on the Use of Measurable Residual Disease As a Clinical Endpoint in Multiple Myeloma Studies-Scientific Guideline*），希望在多发性骨髓瘤的临床研究中，除了经典的无进展生存期（Progression-Free-Survival，PFS）和总生存期（Overall Survival，OS）外，将微小残留病（Minimal Residual Disease，MRD）作为潜在替代研究终点，并提出了具体的技术指导原则。

传统疗效评估标准很难精准反映药物对多发性骨髓瘤的治疗效果，从而制约了多发性骨髓瘤新药的评估。该指南指出，MRD 可在传统形态学检测限以下多个数量级检测恶性肿瘤是否持续存在，是衡量肿瘤负荷的常用指标，可反映患者对治疗的反应深度，更有利于评估药物疗效。例如，对于 CAR-T 细胞等新型免疫疗法，EMA 建议使用新的功能性成像技术来评估 MRD 数据，以及患者结局和治疗反应。

（3）EMA 发布《治疗细菌性感染药物评价指导原则》

EMA 于 2022 年 5 月发布《治疗细菌性感染药物评价指导原则》（*Guideline on*

---

① 王慧明，萧惠来 .FDA "主方案：加快抗肿瘤药物和生物制品开发的高效临床试验设计策略供企业用的指导原则" 介绍 [J]. 药物评价研究，2023，46（2）：283-293.

② FDA. Characterizing，collecting，and reporting immune-mediated adverse reactions in cancer immunotherapeutic clinical trials[EB/OL].（2022-10-17）[2023-07-20]. https：//www.fda.gov/regulatory-information/search-fda-guidance-documents/characterizing-collecting-and-reporting-immune-mediated-adverse-reactions-cancer-immunotherapeutic.

the Evaluation of Medicinal Products Indicated for Treatment of Bacterial Infections）[①]，以及对儿科特殊临床数据要求的补编，以进一步指导治疗细菌感染的人用药物开发工作[②]。

该指导原则合并、修订并增加了先前包含在《细菌感染治疗药物评价指导原则》和《细菌感染治疗药物评价指导原则补遗》中的内容，就如何进行微生物学研究以评估药物的抗细菌活性、如何开展治疗和预防细菌感染临床研究等提出了指导性意见。《治疗细菌性感染药物评价指导原则》及其对儿科特殊临床数据要求的补编阐明了儿科治疗细菌性感染药物临床研究相关要求，并就不同方式的儿童用药研究设计要点进行说明，针对药动学研究、药效学研究患者入组要求等提出指导建议。

（三）产品／技术研发相关的政策与法规

细胞、基因治疗仍是 2022 年欧美国家临床试验重点领域。本部分梳理美国针对相关技术、产品发布的指导原则和指南。

（1）美国 FDA 发布《嵌合抗原受体（CAR）T 细胞产品开发的考量》指南草案

美国 FDA 于 2022 年 3 月 15 日发布《嵌合抗原受体（CAR）T 细胞产品开发的考量》（*Considerations for the Development of Chimeric Antigen Receptor（CAR）T Cell Products*）指南草案[③]，首次就 CAR-T 细胞相关的化学特性、生产工艺控制、药理学、毒理学、临床研究设计等提出了具体建议。

CAR-T 细胞的临床前评估是保障其产品安全有效的必需环节。由于 CAR-T 细胞制造涉及多种生物材料，步骤程序烦琐，不同批次间差异较大，亟须指导规范。该指南草案提出了 CAR-T 细胞设计和开发的关注要点，就 CAR-T 细胞生产和检

---

① European Medicines Agency. Guideline on the evaluation of medicinal products indicated for treatment of bacterial infections[EB/OL].（2022-05-19）[2023-07-20]. https：//www.ema.europa.eu/en/documents/scientific-guideline/guideline-evaluation-medicinal-products-indicated-treatment-bacterial-infections-revision-3_en.pdf.

② 萧惠来 .EMA 对儿科治疗细菌性感染药物评价的特殊临床数据要求 [J]. 药物评价研究，2022，45（9）：7.

③ FDA. Considerations for the development of chimeric antigen receptor（CAR）T cell products[EB/OL].（2022-03-21）[2023-07-20]. https：//www.fda.gov/regulatory-information/search-fda-guidance-documents/considerations-development-chimeric-antigen-receptor-car-t-cell-products.

测、生产工艺控制、分析检测等提出指导建议，并就 CAR-T 细胞及其载体成分的临床前考量及体内测试等临床前研究提出具体要求。

虽然该指南草案主要关注 CAR-T 细胞产品，但利益相关者认为指南草案中的大部分信息和建议也适用于其他基因修饰细胞产品，如 CAR-NK 细胞、TCR-T 细胞等。

（2）美国 FDA 发布《结合人类基因组编辑的人类基因治疗产品》指南草案

FDA 于 2022 年 3 月 15 日发布《结合人类基因组编辑的人类基因治疗产品》（*Human Gene Therapy Products Incorporating Human Genome Editing*）指南草案[①]，为评估人类基因组编辑产品的安全性和质量、解决潜在风险提供指导。

该指南草案将人类基因组编辑定义为"一种利用核酸酶或非核酸酶在人类体细胞基因组的特定位置进行 DNA 序列的添加、删除、改变或替换的过程"，不含 RNA 编辑。草案针对人类体细胞基因组编辑的人类基因治疗产品的新药申请提出了相关建议，包括产品的设计、制造、测试、临床前安全评估和临床试验设计。

对于体内进行的基因编辑，如果是通过质粒或病毒载体递送，草案建议研发人员应提供完整描述质粒或病毒载体制造和测试情况。如果是通过纳米颗粒载体递送，应提供纳米颗粒制剂的详细描述，包括每个纳米颗粒的成分、测试及制造过程，以及基因编辑组分被包装至纳米颗粒的情况。

对于体外进行的基因编辑，研发人员应提供可能对编辑效率或特异性产生重大影响的关键步骤的验收标准并证明其合理性。研发人员应提供的评估数据包括靶标编辑效率、脱靶编辑频率、染色体重排情况、基因组编辑成分残留、基因组编辑的细胞总数等。

在设计人类基因组编辑产品的临床开发计划时，需要解决与基因治疗产品本身相关的风险，以及基因组编辑导致的其他风险。例如，上靶和脱靶导致的意外情况。临床试验设计应包括合适的患者选择、安全和有效的产品给药方法、充分的安全监测及适当的终点选择。

此外，考虑到人类基因组编辑可能导致的长期非预期性影响，FDA 建议研发人员在使用基因编辑疗法后，对患者进行至少 15 年的长期跟踪随访，以观察、监测和

---

① FDA. Human gene therapy products incorporating human genome editing[EB/OL].（2022-03-21）[2023-07-20]. https：//www.fda.gov/regulatory-information/search-fda-guidance-documents/human-gene-therapy-products-incorporating-human-genome-editing.

确定各类潜在风险。

（3）美国 FDA 发布《神经退行性疾病的基因疗法指南》

神经退行性疾病通常包括帕金森病、阿尔茨海默病、亨廷顿氏病、肌萎缩性侧索硬化、脊髓性肌萎缩症等。目前，该类疾病病因尚不明确，有效治疗手段缺乏，患者的生活质量受到较大威胁。FDA 于 2022 年 10 月 25 日发布《神经退行性疾病的基因疗法指南》（*Human Gene Therapy for Neurodegenerative Diseases*）[①]，旨在加强相关领域的科学监管，为药物研发机构提供生产、控制、临床前研究及临床试验设计等方面的指导。

关于临床试验，指南对神经退行性疾病的临床试验要求与其他基因疗法基本一致，对试验设计、受试人数、剂量选择、安全性评估、试验终点设计、随访时间、患者体验等给予指导意见。关于生产质量控制，指南建议，药物研发人员在提交新药申请前可联系生物制品评估和研究中心（CBER），讨论产品设计、产品纯度等问题。

此外，FDA 还将针对神经退行性疾病的潜在突破性疗法制定相应的加速审批程序，鼓励药物研发者在提交新药申请前与组织和先进疗法办公室（Office of Tissues and Advanced Therapies，OTAT）进行沟通。

二、国内临床医学研究政策与法规

2022 年，中国围绕临床试验设计、实施与管理等出台一系列的法律法规和政策文件，为提升临床医学研究质量、促进临床诊疗技术创新发展、规范临床诊疗实践提供了重要依据和根本遵循。

（一）临床试验监管与组织实施相关政策与法规

2022 年，中国出台一系列临床试验指导原则，为规范临床试验、促进医药产品研发提供了重要指导。

---

① FDA. Human gene therapy for neurodegenerative diseases[EB/OL].（2022–10–25）[2023–07–20]. https：//www.fda.gov/regulatory–information/search–fda–guidance–documents/human–gene–therapy–neurodegenerative–diseases.

1. 临床试验的组织实施

（1）国家药监局药品审评中心发布《药物临床试验方案审评工作规范征求意见稿》

为提高申请人撰写临床试验方案的质量和效率，2022 年 10 月，国家药监局药品审评中心发布《药物临床试验方案审评工作规范（征求意见稿）》（以下简称《工作规范》）[①]。

《工作规范》主要包括以下 3 个方面内容：一是对申请人关于临床试验方案相关的沟通交流事项，以及药品审评中心关于沟通交流问题的审核与回复进行了说明与规范。二是对临床试验方案的申请提交与审评分别做出详细规定。其中，要求申请人按照《中药（化学药品、生物制品）注册分类及申报资料要求》提交完整的临床研发计划、拟开展临床试验的完整方案（至少为首次临床试验方案）、风险管理计划及后续临床试验方案框架。三是对临床试验方案的变更进行了分类并提出具体要求。例如，对于申办者自评估为"实质性变更"，申办者应提供详细的自我评估资料、变更依据及变更后的临床试验方案；审评团队则应针对变更事项，逐条明确是否同意临床试验方案变更，对于不同意变更的事项，也应明确表述并说明理由。

（2）国家药监局药品审评中心发布《药物临床依赖性研究技术指导原则（试行）》

药物临床依赖性研究是具有潜在滥用风险的新药在上市前的重要研究内容。2022 年 9 月，国家药监局药品审评中心发布《药物临床依赖性研究技术指导原则（试行）》（以下简称《指导原则》）[②]。

该《指导原则》涵盖药物临床依赖性评估的研究对象、研究时机、研究方法、说明书撰写要求等，适用于在我国研发的具有滥用风险的创新药和改良型新药，重点内容包括以下 4 个方面：一是对于已有相同中枢神经系统靶点药物上市、且戒断反应特征比较明确的药物临床依赖性研究，可以采用收集停药期间受试者生理学指标变化和戒断症状相关不良事件的方式，将结果与相同靶点药物的戒断反应特征进行对比分析，从而获得躯体依赖性（戒断反应）评估数据。二是对于新机制靶点

---

① 关于公开征求《药物临床试验方案审评工作规范（征求意见稿）》意见的通知 [EB/OL].（2022-10-27）[2023-07-13]. https://www.cde.org.cn/zdyz/opinioninfopage？zdyzIdCODE=3a820ac9ce888fbb912d27e427c7574ba.

② 国家药监局药审中心关于发布《药物临床依赖性研究技术指导原则（试行）》的通告（2022 年第 35 号）[EB/OL].（2022-09-28）[2023-07-13].https://www.cde.org.cn/main/news/viewInfoCommon/0a9af3d03d861df5b876d8343d917314.

药物，建议选择标准化的公认戒断评估量表进行研究，如阿片戒断症状评价量表（Opiate Withdrawal Scale，OWS）、苯二氮䓬类药物戒断症状问卷（Benzodiazepine Withdrawal Symptom Questionnaire，BWSQ）量表及专门针对某个特定躯体依赖特征的评估量表等。三是针对没有相同机制靶点药物上市的新靶点药物，在非临床依赖性评估中或者常规临床研究（已纳入滥用潜力指标评估）中出现与滥用潜力相关的明显信号时，需考虑开展人类滥用潜力（Human Abuse Potential，HAP）研究。四是临床试验中的阳性对照药应选择我国已批准上市的药品或者国际公认的全球已批准上市的药品，且与试验药具有相同或相似的药理学基础。

（3）国家药监局药品审评中心聚焦"以患者为中心"发布三项临床试验指导原则征求意见稿

2022 年 8 月，国家药监局药品审评中心连续发布三项临床试验指导原则的征求意见稿，分别是《以患者为中心的临床试验设计技术指导原则（征求意见稿）》[①]《以患者为中心的临床试验实施技术指导原则（征求意见稿）》[②]《以患者为中心的临床试验获益 – 风险评估技术指导原则（征求意见稿）》[③]，旨在推动"以患者为中心"理念在药物研发的实践应用。

《以患者为中心的临床试验设计技术指导原则》是为了指导临床试验的设计，不断了解患者需求，在符合科学性的原则下将有意义的患者体验数据纳入临床试验设计要素的考量中，并充分关注受试者的感受。该《指导原则》旨在阐明以患者为中心的临床试验的一般原则、整体研发计划、临床试验设计要素和其他。

《以患者为中心的临床试验实施技术指导原则》是为了指导实施对患者可及、友好、便利的临床试验。该《指导原则》旨在阐明如何实施以患者为中心的临床试验，包括一般原则、受试者招募、知情同意、访视、给药、安全性监测与报告、数据采

---

① 关于公开征求《以患者为中心的临床试验设计技术指导原则（征求意见稿）》意见的通知 [EB/OL].（2022–08–09）[2023–07–13]. https：//www.cde.org.cn/main/news/viewInfoCommon/0cccaa1f5aeb73dcebf7d4d3e3e88b1c.

② 关于公开征求《以患者为中心的临床试验实施技术指导原则》（征求意见稿）意见的通知 [EB/OL].（2022–08–09）[2023–07–13].https：//www.cde.org.cn/main/news/viewInfoCommon/47f15561b3121091d100e6146fc5249a.

③ 关于公开征求《以患者为中心的临床试验获益 – 风险评估技术指导原则（征求意见稿）》意见的通知 [EB/OL].（2022–08–09）[2023–07–13].https：//www.cde.org.cn/main/news/viewInfoCommon/fc162e0cda62ebf42754ee90a98035dd.

集、监查、报销和补偿等环节中的考虑及其他注意事项，提出实施以患者为中心的临床试验时，可能面临的风险及相关考量。

《以患者为中心的临床试验获益 – 风险评估技术指导原则》是为了指导临床试验的获益风险评估，将患者的体验、观点和需求纳入药物的获益 – 风险评估体系中。该《指导原则》是为了阐明患者体验数据的定义、分类，以及基于患者体验数据评估的适用范围、科学考量、与审评机构的沟通等，为申办者如何运用患者体验数据支持上市注册申请提供参考。

（4）国家药监局药品审评中心发布《药物临床试验盲法指导原则（试行）》

盲法也称设盲，指在药物临床试验中，使受试者及其陪同人员和 / 或研究者（包括申办者与其委托机构、临床试验机构及其他相关机构的人员）不知道治疗分组信息的做法，是控制试验偏倚的一项重要措施。为了向申办者提供临床试验盲法设计和实施的指导性建议，2022 年 12 月，国家药监局药品审评中心发布《药物临床试验盲法指导原则（试行）》（以下简称《指导原则》）[①]。

该《指导原则》主要阐述了在药物临床试验不同情况下对盲法实施的系统性和规范性要求，旨在为申办者在临床试验中正确设计和实施盲法提供技术性指导。其内容主要包括盲法分类、设盲措施与操作、揭盲情形、意外破盲处理、盲法监控等，适用于以支持药品注册上市为目的的确证性临床试验，也可供以非注册上市为目的的临床试验参考。在药物临床试验中设盲，则必须考虑揭盲的问题。因此，该《指导原则》对常见的 3 种揭盲情形（终末揭盲、期中分析揭盲和紧急揭盲）提出了针对性建议。此外，还提出了对设盲措施预先培训演练、尽量减少接触盲底的人数、鼓励将新技术应用于盲法、与审评机构沟通等其他做法。

2. 临床试验方案变更

国家药监局药品审评中心发布《药物临床试验期间方案变更技术指导原则（试行）》

2022 年，国家药监局修订发布了新版《药品注册管理办法》，其中第 29 条明确要求，药物临床试验期间，发生临床试验方案变更的，申办者应充分评估其对受试者安全的影响，可能增加受试者安全风险的，应当提出补充申请。为了指导申办者科学、

---

① 国家药监局药审中心关于发布《药物临床试验盲法指导原则（试行）》的通告（2022 年第 49 号）[EB/OL].（2022–12–30）[2023–07–13].https：//www.cde.org.cn/main/news/viewInfoCommon/d32fdd9744fab914a3d8c360eac14e3c.

规范地开展临床期间方案变更相关工作，2022 年 6 月，国家药监局药品审评中心发布《药物临床试验期间方案变更技术指导原则（试行）》（以下简称《指导原则》）[①]。

该《指导原则》首先明确了临床试验方案变更的定义，适用范围：中药、化药、生物制品和疫苗，以及强调了申办者的主体责任制。该《指导原则》指出，在药物临床试验方案变更前，申办者应全面、深入评估方案变更的必要性和科学合理性。同时，对临床试验期间方案变更的安全性评估做出了进一步要求：一是基于变更内容和性质将临床试验方案变更分为实质性变更（对临床试验受试者的安全性、试验的科学性、试验数据的可靠性可能产生显著性影响的变更）及非实质性变更（以文书变更为主，不涉及前述方面重大变动），并进行分类管理。二是明确变更程序，其中实质性变更若可能增加受试者安全风险，则应按照《中华人民共和国药品注册管理办法》等相关法规要求，提出补充申请。对于不涉及安全风险的实质性变更及非实质性变更，经伦理审查同意或备案后可直接实施，必要时与国家药监局药品审评中心进行沟通。方案变更后，申办者还需要按照相关要求在药物临床试验登记与信息公示平台更新信息，并在变更后于《研发期间安全性更新报告（DSUR）》中汇总。

（二）疾病诊疗相关临床试验政策与法规

本节遴选了国家药监局发布的重大疾病临床试验相关的政策文件，涉及消化系统疾病、心血管疾病、罕见疾病等领域。

1. 消化系统疾病

（1）国家药监局药品审评中心发布《慢性丙型病毒性肝炎直接抗病毒药物临床试验技术指导原则》

为指导慢性丙型病毒性肝炎病毒（Hepatitis C Virus，HCV）感染的直接抗病毒药物研发和评价，2022 年 1 月，国家药监局药品审评中心发布《慢性丙型病毒性肝炎直接抗病毒药物临床试验技术指导原则》（以下简称《指导原则》）[②]。

---

① 国家药监局药审中心关于发布《药物临床试验期间方案变更技术指导原则（试行）》的通告（2022 年 第 34 号）[EB/OL].（2022-06-23）[2023-07-13]. https：//www.cde.org.cn/main/news/viewInfoCommon/c9d649a44ba90b52ceb8072c28da768f.

② 国家药监局药审中心关于发布《慢性丙型病毒性肝炎直接抗病毒药物临床试验技术指导原则》的通告（2021 年第 67 号）[EB/OL].（2022-01-05）[2023-07-13].https：//www.cde.org.cn/main/news/viewInfoCommon/010fcf987af9610ac7a8e992a128e295.

该《指导原则》主要从疾病特点及其治疗背景、早期临床试验、探索性临床试验、确证性临床试验等方面进行阐述。其中，将早期临床试验划分为首次人体研究、概念验证与单药剂量探索研究、药物相互作用研究三大类，并针对不同类型研究提出相应建议。对于首次人体研究，《指导原则》建议在健康志愿者中（必要时可在患者中）开展单次和 / 或多次给药剂量递增试验，以评估药物首次用于人体的安全性和药代动力学；对于口服给药，建议开展食物影响试验研究，以推断未来可能的用药方式，为将来给药方案制订和说明书撰写提供依据。对于概念验证与单药剂量探索研究，《指导原则》建议在初治且无肝硬化或肝硬化程度极低、无严重并发症的 HCV 感染患者中开展概念验证试验；在初治患者中证明安全性和抗病毒活性后，可酌情在经治患者中开展相关试验。对于药物相互作用研究，在进入 II 期和 III 期临床试验前，应该完成拟定联合治疗方案中各药物间相互作用的研究，并建议开展与影响药物 CYP 代谢酶和转运体活性的药物间相互作用研究。此外，《指导原则》还围绕药代动力学 / 药效学和临床病毒学提出了其他注意事项。

（2）国家药监局药品审评中心发布《溃疡性结肠炎治疗药物临床试验技术指导原则》

为进一步规范和指导溃疡性结肠炎（Ulcerative Colitis，UC）治疗药物临床试验，为其提供可参考的技术规范，2022 年 1 月，国家药监局药品审评中心发布《溃疡性结肠炎治疗药物临床试验技术指导原则》（以下简称《指导原则》）[①]。

该《指导原则》主要包含总体考虑、临床药理学研究、探索性临床试验、确证性临床试验、安全性评价、儿童溃疡性结肠炎临床试验等方面。临床药理学研究方面，该《指导原则》指出 UC 患者可能会合并使用糖皮质激素、免疫抑制剂等，应关注常见合并用药对临床安全性和有效性的影响。探索性临床试验方面，该《指导原则》建议采用随机、双盲、安慰剂对照设计，可基于前期药代动力学 / 药效学评估结果设置多个剂量组，充分评价药物的量效关系，为后续给药方案的选择提供依据。

此外，该《指导原则》还强调，UC 通常需要长期治疗，在临床试验中应特别关注以下安全性评价内容：一是 UC 治疗药物通常具有免疫调节作用，应特别关注发生严重感染、自身免疫疾病和肿瘤等风险的可能性；二是对于生物制剂，应关注治疗期间是否产生抗体，以及抗体是否影响药物长期有效性和安全性，合并使用免疫抑

---

① 国家药监局药审中心关于发布《溃疡性结肠炎治疗药物临床试验技术指导原则》的通告（2021年第 66 号）[EB/OL].（2022-01-05）[2023-07-13].https：//www.cde.org.cn/main/news/viewInfoCommon/c080c9172c57a118746020aa7e2d96d5.

制剂可能增加机会性感染和恶性肿瘤等严重不良反应的风险，并降低检测免疫原性的能力。

2. 心血管疾病

国家药监局药品审评中心发布《治疗动脉性肺动脉高压药物临床试验技术指导原则》

肺动脉高压（Pulmonary Hypertension，PH）是一种慢性、进展性疾病，可发展成右心衰竭甚至死亡，预后差。为指导我国动脉性肺动脉高压的新药研发和提供可参考的技术标准，2022 年 1 月，国家药监局药品审评中心发布《治疗动脉性肺动脉高压药物临床试验技术指导原则》（以下简称《指导原则》）①。

该《指导原则》主要从临床药理学研究、探索性临床试验、确证性临床试验、临床试验设计的关键要素等方面进行阐述。对于临床药理学研究，该《指导原则》建议采用血流动力学参数、血清生物标记物（如血浆 B 型利钠肽、N 末端 B 型利钠肽原）等作为药效学评价指标，在 PAH 患者中进行药效学研究。对于探索性临床试验，该《指导原则》指出，可在背景治疗基础上采用安慰剂对照，探索多个剂量对于运动耐量、临床症状（纽约心脏病学会 NYHA 分级或世界卫生组织功能分级等）、血流动力学指标或临床终点（恶化 / 死亡）等的影响。对于确证性临床试验，该《指导原则》指出，如果是标准治疗基础上的"叠加药物治疗"，可使用安慰剂对照，并采用优效性设计；如果采用活性药物对照，可采用非劣效试验设计，并恰当定义非劣效检验的界值；如果目标适应证人群仅针对罕见病患者（如特发性肺动脉高压），可考虑采用灵活的试验设计，但应提供充分的依据，并与监管机构沟通。

3. 罕见疾病

（1）国家药监局药品审评中心发布《罕见疾病药物临床研发技术指导原则》

罕见疾病的单病种发病率极低，相关药物的临床研究除了应遵循一般药物的研发规律外，更应密切结合其自身疾病特点，在确保严谨科学的基础上，采用更为灵活的设计，以通过有限的患者数据，获得更加充分的科学证据。为促进罕见疾病药物研发，2022 年 1 月，国家药监局药品审评中心发布了《罕见疾病药物临床研发技

---

① 国家药监局药审中心关于发布《治疗动脉性肺动脉高压药物临床试验技术指导原则》的通告（2022 年第 7 号）[EB/OL].（2022–01–12）[2023–07–13].https：//www.cde.org.cn/main/news/viewInfoCommon/33fcebca87d9142d59173d4e96ca5955.

术指导原则》（以下简称《指导原则》）①。

该《指导原则》主要从罕见疾病药物临床研发计划、临床试验设计、安全性评估、沟通交流等方面提出指导意见。针对药物临床研发计划，该《指导原则》针对不同罕见疾病药物的作用机制提出了建议：一是对于仅适用于罕见疾病的试验药物，通常需参考一般药物研发规律，开展早期探索研究，完成概念验证，确定推荐剂量、目标人群、获得初步有效性数据后，以此为基础开展后续研究；二是对于适用于包括罕见疾病和非罕见疾病在内的多种疾病的药物，早期可采用篮式试验设计，纳入多种疾病人群，并充分借鉴、利用在非罕见疾病中获得的临床数据，指导该药物在罕见疾病中的开发。针对临床试验设计，该《指导原则》指出，罕见疾病的药物在不同研发阶段，需充分考虑疾病发病率 / 患病率极低的特点，同时结合所研发药物的作用机制，合理设计临床试验。

（2）国家药监局药品审评中心发布《罕见疾病药物临床研究统计学指导原则（试行）》

为鼓励罕见疾病药物研发、从临床研究方法学角度指导申办者提高研发效率，2022 年 6 月，国家药监局药品审评中心发布《罕见疾病药物临床研究统计学指导原则（试行）》（以下简称《指导原则》）。

该《指导原则》阐述了罕见疾病药物临床研究中的关键统计学问题，旨在为申办者开展罕见疾病药物临床研究提供指导。该《指导原则》主要包括罕见疾病药物临床研究设计和分析、临床研究实施中的注意事项、证据评价，以及与监管机构的沟通等内容，具体表现为：一是在临床研究设计阶段，申办者应根据研究目的确定合适的入排标准、研究及治疗持续时间、数据收集频率等与临床研究相关的关键要素。同时，申办者应从充分且设计科学合理的研究中获得确证目标人群的有效性证据，在伦理和实际操作可行的情况下，尽量使用平行对照（如安慰剂、标准治疗、阳性药物、不同剂量组对照等）设计；二是关于临床研究的设计，该《指导原则》还阐述了在常规随机对照试验中加入其他设计元素的方法，如序贯设计、应答适应性设计、单病例随机对照试验、适应性无缝设计、篮式设计、贝叶斯方法、单臂试验、真实世界研究等。三是该《指导原则》提出了罕见疾病药物临床研究实施的注意事项，包括临床研究中心选择、患者依从性、研究周期、入排标准等方面的具体

---

① 国家药监局药审中心关于发布《罕见疾病药物临床研发技术指导原则》的通告（2021 年第 71 号）[EB/OL].（2022–01–06）[2023–07–13]. https：//www.cde.org.cn/main/news/viewInfoCommon/c4e1ef312a0a0c039a7a4ca55b91d4e8.

要求。四是关于证据评价，该《指导原则》鉴于罕见疾病的特点，对有效性和安全性证据评价和获益－风险评估方面应考虑的问题做了详细说明。

（三）产品／技术研发相关政策与法规

本节梳理了中国管理机构针对特定医药产品和技术制定的临床试验相关指导原则，主要涉及生物制品、创新医疗器械、中医药等方向和领域。

1. 生物制品

国家药监局药品审评中心发布《双特异性抗体抗肿瘤药物临床研发技术指导原则》

为了指导企业更加科学地进行双特异性抗体临床研发，2022 年 11 月，国家药监局药品审评中心发布《双特异性抗体抗肿瘤药物临床研发技术指导原则》（以下简称《指导原则》）[①]。

该《指导原则》重点从双特异性抗体的特点、研发立题和临床研发中需要关注的问题等 3 个方面进行了阐述。该《指导原则》强调，双特异性抗体的研发应注重以临床价值为导向，以结构和机制特征为基础，合理确定研发立题，并在研发过程中，深入探索、分析和明确双特异性抗体的临床优势。在临床研发过程中除了遵循抗肿瘤药物的一般研发规律外，要重点关注首次人体临床试验的风险控制、最佳给药策略、临床试验印证研发立题、免疫原性和生物标志物的开发等 5 个方面的问题。对于双特异性抗体的首次人体临床试验，该《指导原则》指出，应充分结合其结构特征、作用机制、靶点相关的安全性特征和非临床研究结果，以及同靶点产品的安全性信息等，对拟开发双特异性抗体的安全和风险进行预判，制定并严格执行临床试验期间的风险管理计划，并在临床试验中严格执行。

2. 医疗器械

（1）国家药监局医疗器械技术审评中心发布《基因测序仪临床评价注册审查指导原则》等 3 项体外诊断产品指导原则

为进一步规范创新医疗器械申报资料的管理，2022 年 11 月，国家药监局医疗

---

① 国家药监局药审中心关于发布《双特异性抗体抗肿瘤药物临床研发技术指导原则》的通告（2022年第 40 号）[EB/OL].（2022－11－09）[2023－07－13]. https：//www.cde.org.cn/main/news/viewInfoCommon/e9e97adf7fd91fff6c49afac1320d233.

器械技术审评中心发布《基因测序仪临床评价注册审查指导原则》《来源于人的生物样本库样本用于体外诊断试剂临床试验的指导原则》《微卫星不稳定性（MSI）检测试剂临床试验注册审查指导原则》等 3 项体外诊断产品指导原则[①]。

《基因测序仪临床评价注册审查指导原则》旨在指导注册申请人对基因测序仪注册申报资料的准备及撰写，同时也为技术审评部门提供参考，适用于高通量测序的基因测序仪，采用通过同品种医疗器械临床数据或通过自身临床试验数据进行临床评价。针对申报产品与对比器械之间的差异，该《指导原则》强调，注册申请人需提交充分的科学证据证明二者的安全有效性等同。

《来源于人的生物样本库样本用于体外诊断试剂临床试验的指导原则》旨在明确来源于人的生物样本库样本用于体外诊断试剂临床试验的相关要求，从而指导申办者的临床试验工作，也为技术审评部门对临床试验资料的技术审评提供参考。该指导原则还指出，如临床试验中涉及特殊情况，不能完全满足指导原则中的相关要求时，应在充分论证合理性的前提下，在临床试验方案中详述理由，并明确样本入组和试验操作方法，经伦理委员会批准后在临床试验中执行，且临床试验全过程应符合《医疗器械临床试验质量管理规范》相关要求。

《微卫星不稳定性（MSI）检测试剂临床试验注册审查指导原则》旨在指导注册申请人对微卫星不稳定性（MSI）检测试剂临床评价资料的准备及撰写，适用于采用荧光 PCR– 毛细管电泳法检测结直肠癌患者肿瘤组织细胞基因组 DNA 中的 MSI 状态，从而为辅助鉴别结直肠癌中可能的林奇综合征患者提供体外诊断试剂。对于临床试验设计和实施的要求，该《指导原则》指出，临床试验应选择不少于 3 家（含 3 家）符合要求的临床试验机构；临床试验入组人群应为结直肠癌患者，且样本量应满足统计学要求。

（2）国家药监局医疗器械技术审评中心发布《与抗肿瘤药物同步研发的原研伴随诊断试剂临床试验注册审查指导原则》

伴随诊断（Companion Diagnostic，CDx）是一种体外诊断技术，能够提供针对特定治疗药物治疗的患者反应信息，有助于确定从某一治疗产品中获益的患者群体，从而提高治疗效率并降低医疗支出。CDx 的注册申报逐年增多且情况较为复杂，

---

① 国家药监局器审中心关于发布基因测序仪临床评价注册审查指导原则等 3 项指导原则的通告（2022 年第 40 号）[EB/OL].（2022–11–24）[2023–07–13].https：//www.cmde.org.cn/xwdt/zxyw/20221124102049179.html.

在产品开发形式上，部分产品与抗肿瘤药物共同开发，部分产品则在抗肿瘤药物上市后开发。2022 年 6 月，国家药监局医疗器械技术审评中心发布《与抗肿瘤药物同步研发的原研伴随诊断试剂临床试验注册审查指导原则》（以下简称《指导原则》）①，旨在指导申请人开展与抗肿瘤药物同步研发的原研伴随诊断试剂临床试验及相关临床研究的注册申报资料准备和撰写，并为技术审评部门审评注册申报资料提供参考。

该《指导原则》适用于 3 种情况：一是在抗肿瘤药物的开发过程中同步进行伴随诊断试剂的开发，抗肿瘤药物与伴随诊断试剂共同进行研究的数据作为二者上市的支持性证据；二是抗肿瘤药物临床试验中采用临床试验分析方法（Clinical Trial Assay，CTA）进行病例的生物标志物分析，相关研发人员可以将其作为后续伴随诊断试剂开发的基础或作为后续该药物的候选伴随诊断试剂；三是如抗肿瘤药物在开发过程中，已有针对其伴随诊断需求的产品上市，在相关研究人员进行充分的验证和确认的基础上，可选择已上市产品作为该药物的伴随诊断试剂，参与药物的研发过程。

该《指导原则》对伴随诊断试剂 /CTA 的相关要求、伴随诊断试剂临床性能研究、同步研发临床试验、采用的临床试验分析方法、产品说明书、接受境外临床试验数据等进行了详细说明。该《指导原则》还强调，抗肿瘤药物与伴随诊断试剂是共同开发的，申请人在产品开发及申报过程中应考虑同步进行，监管部门在产品审评过程中应考虑协同审评，努力做到药物与相关伴随诊断试剂协同审批上市。

3. 中医药

国家药监局药品审评中心发布《中药新药用于慢性胃炎的临床疗效评价技术指导原则（试行）》

为推动构建中医药理论、人用经验和临床试验相结合的中药注册审评证据体系，探索符合中医药特点的疗效评价标准，2022 年 12 月，国家药监局药品审评中心发布《中药新药用于慢性胃炎的临床疗效评价技术指导原则（试行）》（以下简称

---

① 与抗肿瘤药物同步研发的原研伴随诊断试剂临床试验注册审查指导原则（2022 年第 28 号）[EB/OL].（2022–06–28）[2023–07–13].https：//www.cmde.org.cn/flfg/zdyz/zdyzwbk/20220711100756101.html.

《指导原则》）①。

该《指导原则》从中药新药用于慢性胃炎的中医药理论、慢性胃炎人用经验研究的关注问题、慢性胃炎临床试验的一般考虑和关键问题等方面提出指导性意见。该《指导原则》指出，用于慢性胃炎的中药新药临床试验设计一般采用病证结合的研究模式，需关注中医药理论和人用经验对方案设计的支持作用，根据中药新药预期的有效性、安全性特点明确适宜的临床定位，合理制定临床试验方案，以验证中药新药的有效性与安全性。关于临床试验的质量控制，该《指导原则》强调，对于主观指标的评价，需关注不同研究者量表评估的一致性，在临床试验实施前应对所有研究者进行统一培训，并通过一致性检测。

---

① 国家药监局药审中心关于发布《中药新药用于慢性胃炎的临床疗效评价技术指导原则（试行）》《中药新药用于胃食管反流病的临床疗效评价技术指导原则（试行）》的通告（2022 年第 47 号）[EB/OL].（2023–07–13）[2022–12–21].https：//www.cde.org.cn/main/news/viewInfoCommon/1c795c7bbdc595e9aac0c7ebff781bb0.

第三章 2022 年中国临床医学研究重要成果选编

　　为便于了解中国临床医学研究最新进展，本章选编了 2022 年中国临床医学研究的代表性成果，分别从重要科学发现、新技术新方法、临床转化与产品、临床标准规范与推广等 4 个方面进行介绍。

　　入选成果至少满足下列一条遴选标准：

　　①发表在 *New England Journal of Medicine*（*NEJM*）、*The Lancet*、*Journal of the American Medical Association*（*JAMA*）、*British Medical Journal*（*BMJ*）等综合医学期刊及其系列期刊，*Nature*、*Cell*、*Science* 及其系列期刊，以及医学、生物学或疾病专科等学科领域 1 区（参考期刊引证报告 JCR 分区）期刊的临床医学研究论文。

　　②具有重要国际 / 国内影响力，或者具有较高临床应用价值和潜力的候选药物分子、医疗技术、医疗器械等。

　　③促进和推动创新药（1 类新药）和首仿药（3.1 类新药）上市的相关临床医学研究。

　　④改写或被收入国际临床指南、国际疾病诊疗规范的研究。

　　⑤其他具有重要临床价值的新发现、新技术、新产品；能够改变临床诊疗模式或大幅提高诊疗效率的管理方法等。

　　编写组通过检索 Web of Science、PubMed 等数据库及国家药监局网站，跟踪医药卫生领域权威媒体报道，结合医疗机构推荐等方式进行成果初筛，经专家组评选后，遴选了 87 项代表性进展与成果。由于时间和水平有限，部分代表性成果可能会有所遗漏，敬请谅解。

一、重要科学发现

1. 发现骨髓异常髓系增生驱动多发性硬化的机制

多发性硬化（Multiple Sclerosis，MS）发病机制为 T 细胞主导的自身免疫反应攻击神经元轴突外层的髓鞘，从而造成脱髓鞘损伤。目前，T 细胞失去自身免疫耐受的原因不明，骨髓是成人 T 细胞发育的中枢免疫器官，在机体免疫应答启动和维持方面发挥核心作用。

首都医科大学附属北京天坛医院研究团队分析了 MS 患者骨髓造血系统的特征，阐明了骨髓异常髓系增生驱动 MS 的机制：①发现 MS 患者骨髓造血系统上游的造血干细胞发生活化，出现髓系偏倚现象；②评估髓系增生对自身反应性 T 细胞的作用，发现 MS 患者骨髓内的 T 细胞克隆数量和多样性明显增加；③探讨 MS 患者骨髓发生髓系增生的原因，发现神经抗原特异性 T 细胞由趋化因子 CXCL12 引导下大量归巢至骨髓，并高表达 CCL5，引起髓系增生；④解析异常髓系增生对中枢神经系统的作用，发现骨髓新生的髓系细胞可加速脑和脊髓内脱髓鞘损伤。基于此，研究人员提出"通过再平衡骨髓造血系统，回归免疫系统稳态，减轻神经系统炎症损伤"的新理论。相关研究成果于 2022 年 6 月发表在 *Cell* [①]。

2. 开发新型技术制备的嵌合抗原受体 T 细胞疗法可显著提高难治复发淋巴瘤的缓解率

近年来，嵌合抗原受体 T 细胞（Chimeric Antigen Receptor T–Cell Immunotherapy，CAR–T）领域快速发展，但相关技术仍有较大的提升空间。传统的 CAR–T 主要通过病毒感染的方式进行制备，生产成本高、制备时间长，存在疗效低、毒副反应强、随机插入和潜在致瘤风险等问题。

华东师范大学研究团队利用非病毒系统的同源定向修复技术精准敲除程序性死亡受体（Programmed Death–1，PD–1），首次生成非病毒、基因特异性靶向 CAR–T 细胞，并在临床试验中论证了该新型 CAR–T 细胞疗法的安全性和有效性。在为期 12 个月的中位观察期内，研究人员发现所有难治复发淋巴瘤患者均能对治疗响应，客观缓解率（ORR）达 100%，有 87.5%（7/8）的患者完全缓解（Complete

---

① SHI K，LI H，CHANG T，et al. Bone marrow hematopoiesis drives multiple sclerosis progression[J]. Cell，2022，185（13）：2234—2247.

Remission，CR），有 5 例患者无癌生存已超过 1 年，首位患者无癌生存已超 2 年，目前仍处于疾病完全缓解的状态。相关研究成果于 2022 年 9 月发表在 *Nature*[①]。

3. 揭示裸盖菇素致幻的分子机制并合成潜在抗抑郁分子

裸盖菇素（psilocybin）是从毒蘑菇中提取的天然致幻剂，多项研究证实其具有治疗抑郁症的潜力，已于 2019 年被美国 FDA 认定为治疗重度抑郁症和药物抵抗性抑郁症的突破性疗法。然而，如何将抗抑郁作用与致幻作用分离尚存在难点。

中国科学院分子细胞科学卓越创新中心研究团队从解析裸盖菇素与其靶点血清素 2A 受体（5-HT$_{2A}$R）的复合物结构出发，发现该致幻剂除了先前预测的与 5-HT$_{2A}$R 的经典结合模式之外，还存在另一种受脂质调控的结合模式。研究人员设计并合成了以 IHCH-7086 和 IHCH-7079 为代表的一系列 5-HT$_{2A}$R 的 β-arrestin 信号偏好性激动剂，并在动物试验中证明该系列化合物无致幻作用，但具备与致幻剂相似的快速抗抑郁效果。该研究不仅揭示了裸盖菇素致幻的分子机制，而且合成了一类有望治疗抑郁症的新分子，为速效、长效抗抑郁药物的研发提供了新思路。相关研究成果于 2022 年 1 月发表在 *Science*[②]。

4. 研究表明信迪利单抗联合化疗可显著延长晚期或转移性食管鳞状细胞癌患者的生存时间

食管鳞状细胞癌是一种食管鳞状上皮细胞异常增生形成的恶性肿瘤，约 90% 的亚洲食管癌患者组织分型属于食管鳞状细胞癌。我国食管鳞状细胞癌患者数量庞大，占全球食管鳞状细胞癌患者人数的 50% 以上。目前，晚期或转移性食管鳞状细胞癌患者的一线治疗仅限于铂类化疗，治疗效果不佳，患者中位总生存期（OS）小于 12 个月。

北京大学肿瘤医院牵头了一项国际多中心临床试验 ORIENT-15，比较信迪利单抗联合化疗（顺铂＋紫杉醇／5-氟尿嘧啶，TP/CF）与安慰剂联合化疗（顺铂＋紫杉醇／5-氟尿嘧啶，TP/CF）对不可切除局部晚期、复发或转移性食管鳞状细胞癌患者的一线治疗效果。受试者分别使用信迪利单抗联合化疗或安慰剂联合化疗，每三周

---

① ZHANG J，HU Y，YANG J，et al. Non-viral，specifically targeted CAR-T cells achieve high safety and efficacy in B-NHL [J]. Nature，2022，609（7926）：369-374.

② CAO D，YU J，WANG H，et al. Structure-based discovery of non-hallucinogenic psychedelic analogs [J]. Science，2022，375（6579）：403-411.

为 1 个疗程，化疗最多使用 6 个疗程；信迪利单抗或安慰剂可继续治疗至疾病进展、不可耐受的毒性、开始新的抗肿瘤治疗、撤回知情同意、失访或死亡，且最多治疗 24 个月。结果显示，信迪利单抗联合化疗组的 OS 达 16.7 个月，优于化疗组（12.5 个月），死亡风险降低了 37%。试验组和对照组的 1 年 OS 率分别为 64%、52%，2 年 OS 率分别为 39%、16%。在 PD-L1 联合阳性分数（CPS）≥ 10 分的患者中，治疗组的中位 OS 为 17.2 个月，安慰剂组的为 13.6 个月，死亡风险降低了 36%。此外，信迪利单抗联合化疗还显著延长了患者的无进展生存期（7.2 个月 vs. 5.7 个月），提高了整体客观缓解率（66.1% vs. 45.5%），延长了中位缓解持续时间（9.7 个月 vs. 2.8 个月）。相关研究成果于 2022 年 4 月发表在 *British Medical Journal* [①]。

5. 证实局部麻醉与全身麻醉相比不能降低 65 岁以上老年髋部骨折患者术后并发症风险

2016 年数据显示，中国城市女性髋部骨折的年龄标准化发生率为 177/10 万，男性为 99/10 万，但由于人口老龄化，55 岁及以上人群 2012—2016 年髋部骨折的绝对数增加了约 4 倍，且几乎所有髋部骨折患者都需手术治疗，局部或全身麻醉必不可少。

温州医科大学等研究团队开展的一项随机、开放、多中心临床试验，包含 950 名 65 岁及以上需要手术修复的脆性髋部骨折患者，随机接受局部麻醉或全身麻醉，研究的主要终点为术后 7 天内急性脑综合征事件，次要终点包括急性脑综合征严重程度、持续时间和亚型、术后疼痛评分、住院时间、30 天全因死亡率和并发症。结果显示，局部麻醉组与全身麻醉组相比，出现术后急性脑综合征的人数分别为 29 人和 24 人（6.2% vs. 5.1%），平均急性脑综合征严重程度得分分别为 23.0 分和 24.1 分，单次急性脑综合征的人数分别有 16 人和 10 人（3.4% vs. 2.1%），安静型急性脑综合征的人数分别为 11 人和 5 人（37.9% vs. 20.8%），平均术后疼痛评分均为 0 分，平均住院时间均为 7 天，死亡分别为 8 例和 4 例（1.7% vs. 0.9%）。此外，与全身麻醉组相比，局部麻醉组发生恶心、呕吐和术后低血压的风险较高。该研究证实，与全身麻醉相比，局部麻醉不能降低 65 岁以上老年髋部骨折患者术后并发症风险。相关

① LU Z，WANG J，SHU Y，et al. Sintilimab versus placebo in combination with chemotherapy as first line treatment for locally advanced or metastatic oesophageal squamous cell carcinoma（ORIENT-15）：multicentre，randomised，double blind，phase 3 trial [J]. British medical journal，2022（377）：e068714.

研究成果于 2022 年 1 月发表在 *JAMA*[①]。

6. 证实经皮冠状动脉介入术后比伐芦定高剂量延长注射较肝素的疗效和安全性好

比伐芦定和传统药物肝素的抗凝治疗优劣性一直存在较大争议。中国人民解放军北部战区总医院研究团队首次提出急诊经皮冠状动脉介入术（Percutaneous Coronary Intervention，PCI）后比伐芦定高剂量延长注射（平均 3 h）的策略，发现与肝素相比，可在保留比伐芦定低出血获益的同时，降低比伐芦定半衰期较短导致的急性支架血栓风险。研究人员设计了一项多中心、开放标签、随机对照临床研究——BRIGHT-4，全国 87 家心脏中心共计 6016 例发病 48 h 内、拟行急诊 PCI 的急性 ST 段抬高心肌梗死（ST-Elevation Myocardial Infarction，STEMI）患者入选，随机分为介入术后比伐芦定高剂量延长注射 2～4 h 与肝素单药两组，对比了两种抗凝方案的疗效和安全性。结果显示，与肝素单药治疗相比，在主要接受桡动脉途径直接 PCI 的 STEMI 患者中，PCI 后 2～4 h 高剂量输注比伐芦定的抗凝方案，显著降低了 30 天全因死亡率或 BARC 3-5 型大出血的复合终点发生率，具有显著的疗效和安全性。相关研究成果于 2022 年 11 月发表在 *Lancet*[②]。

7. 证实斯鲁利单抗联合化疗可显著改善小细胞肺癌患者生存期

小细胞肺癌（Small Cell Lung Cancer，SCLC）是肺癌中最具侵袭性的亚型（包括局限期 SCLC 和广泛期 SCLC），约占所有肺癌病例的 15%。SCLC 进展快、转移早，患者 5 年生存率仅为 7%，目前临床上亟需有效的药物治疗方案。

吉林省肿瘤医院牵头开展了一项国际多中心临床试验 ASTRUM-005，首次证实我国自主研发的一款 PD-1 抑制剂斯鲁利单抗联合化疗能显著改善广泛期 SCLC 患者的生存期。研究主要终点为患者总生存期（OS），次要终点包括无进展生存期（PFS）及不良事件等。研究共纳入 585 例患者，平均年龄 61.1 岁，其中 104 例（17.8%）为女性，中位随访持续时间为 12.3 个月。结果显示，斯鲁利单抗联合化疗

① LI T，LI J，YUAN L，et al. Effect of regional vs. general anesthesia on incidence of postoperative delirium in older patients undergoing hip fracture surgery：the RAGA randomized trial [J]. JAMA，2022，327（1）：50-58.

② LI Y，LIANG Z，QIN L，et al. Bivalirudin plus a high-dose infusion versus heparin monotherapy in patients with ST-segment elevation myocardial infarction undergoing primary percutaneous coronary intervention：a randomised trial [J]. Lancet，2022，400（10366）：1847—1857.

组患者的中位 OS 相较于安慰剂联合化疗组显著延长，分别为 15.4 个月和 10.9 个月。两组患者的 24 个月总生存率分别为 43.1% 和 7.9%。该研究结果表明，对于既往未经全身性治疗的广泛期 SCLC 患者而言，斯鲁利单抗联合化疗与安慰剂联合化疗相比不仅能显著改善其总生存期，且安全性和耐受性良好。相关研究成果于 2022 年 9 月发表在 *JAMA*[①]。

8. 证实支架联合药物治疗与单纯药物治疗对重度脑动脉狭窄患者的疗效相当

支架植入术等血管内介入治疗既往被视为颅内动脉粥样硬化狭窄的有效治疗手段，但近年来有研究显示，支架治疗具有较高并发症，比单纯药物疗效更差，学术界对此结果存在争议。

为评估血管内治疗对脑动脉狭窄的安全性和有效性，首都医科大学宣武医院等研究团队共同完成了一项多中心、随机对照临床试验 CASSISS。研究最终纳入 358 例受试者，其中支架组为 176 例，药物组为 181 例。主要终点显示支架联合药物治疗与单纯药物治疗相比，无显著的统计学差异。5 个次要终点均未显示出显著的统计学差异。研究结果显示，在优化患者人群和医生经验等条件下，对于重度脑动脉狭窄的患者，支架联合药物治疗在预防卒中或死亡方面，与单纯药物治疗效果相当。相关研究成果于 2022 年 8 月发表在 *JAMA*[②]。

9. 揭示减量激素联合复方磺胺对 IgA 肾病患者的有效性和安全性

IgA 肾病是目前中国乃至世界上最常见的原发性肾小球肾炎，超过 1/3 以上的患者会进展为终末期肾病，即尿毒症。IgA 肾病现有治疗策略中最大的争议在于激素的疗效及具体使用方案。

北京大学第一医院牵头完成了由 67 个研究中心参与的国际多中心临床试验 TESTING，该项研究共入组 503 例 IgA 肾病患者，于 2011 年启动，2021 年底完成。先后探索了足量糖皮质激素方案（TESTING Full Dose）和减量糖皮质激素方案

① CHENG Y，HAN L，WU L，et al. Effect of first-line serplulimab vs placebo added to chemotherapy on survival in patients with extensive-stage small cell lung cancer：the ASTRUM-005 randomized clinical trial [J]. JAMA，2022，328（12）：1223—1232.

② GAO P，WANG T，WANG D，et al. Effect of stenting plus medical therapy vs. medical therapy alone on risk of stroke and death in patients with symptomatic intracranial stenosis：the CASSISS Randomized clinical trial [J]. JAMA，2022，328（6）：534-542.

（TESTING Reduce Dose）。研究结果显示，与安慰剂相比，口服甲泼尼龙治疗 6 ～ 9 个月可显著降低肾功能下降、肾衰竭或肾脏疾病导致的死亡等风险。与足量激素方案相比，减量激素联合复方磺胺可在不影响疗效的情况下，将严重不良反应（Serious Adverse Event，SAE）的发生率减少 70% 以上。相关研究成果于 2022 年 5 月发表在 *JAMA*[①]。

10. 证实单独调强放疗对低危鼻咽癌的疗效不劣于同步放化疗

全球范围内每年新确诊鼻咽癌（Nasopharyngeal Carcinoma，NPC）约 13.3 万例，发病率约 5/10 万，每年因鼻咽癌死亡约 8 万人。鼻咽癌的发病具有显著的地域特征，主要流行于中国南部和东南亚地区。对于未复发、未转移的鼻咽癌患者，同步放化疗（Concurrent Chemotherapy，CCRT）是其治疗的核心。然而，既往与 CCRT 作用相关的支持性证据均是基于二维常规放射治疗（2D–CRT）产生的。随着放疗技术的改进，调强放疗（Intensity–Modulated Radiation Therapy，IMRT）已经越来越多的用于鼻咽癌的放疗。

中山大学研究团队开展的一项随机、多中心、开放、III 期非劣效临床试验，将 341 例低复发风险的鼻咽癌患者 1∶1 随机分配，试验组接受单独 IMRT 治疗，对照组接受 CCRT（IMRT+ 顺铂）治疗。主要研究终点是无失败生存（Failure–Free Survival，FFS），次要研究终点包括总生存（OS）等其他生存指标、安全性特征及患者生活质量评分。研究结果显示，IMRT 组和 CCRT 组 3 年 FFS 率分别为 90.6% 和 91.9%，3 年 OS 率分别为 98.2% 和 98.6%。同时，相比 CCRT 组，IMRT 组 3 ～ 4 级不良事件发生率明显低于 CCRT 组，并且患者的生活质量得到改善。该研究结果表明，IMRT 和 CCRT 相比可获得相似的生存和疾病控制，达到了非劣效终点。在不影响疗效的前提下，IMRT 降低了毒性，改善了患者的生活质量。相关研究成果于 2022 年 8 月发表在 *JAMA*[②]。

① LV J，WONG M，HLADUNEWICH M，et al. Effect of oral methylprednisolone on decline in kidney function or kidney failure in patients with IgA nephropathy：the TESTING randomized clinical trial [J]. JAMA，2022，327（19）：1888—1898.

② TANG L，GUO R，ZHANG N，et al. Effect of radiotherapy alone vs. radiotherapy with concurrent chemoradiotherapy on survival without disease relapse in patients with low–risk nasopharyngeal carcinoma：a randomized clinical trial [J]. JAMA，2022，328（8）：728–736.

11. 揭示替罗非班对急性前循环大血管闭塞性卒中的疗效

血管内治疗是急性前循环大血管闭塞的一线治疗手段。然而，支架取栓、机械碎栓等技术都有可能损害血管内皮，致使血栓形成，甚至发生血管再次闭塞。替罗非班是一种具有高选择性和高亲和力的非肽类血小板糖蛋白 II b/ III a 受体抑制剂，其分子量小、起效快，能可逆性抑制血小板聚集。在急性冠脉综合征的诊疗中，替罗非班已被证实能够有效降低经皮冠状动脉介入治疗（PCI）并发血栓性事件的风险，但在急性卒中血管内治疗领域，替罗非班的作用少有报道，尚无随机对照试验的循证支持。

中国人民解放军陆军军医大学研究团队在全国 55 家医院共筛选了 1970 名患者开展了一项多中心、随机、安慰剂对照、双盲临床试验 RESCUE BT，旨在研究替罗非班与安慰剂相比，是否可以改善接受血管内治疗急性前循环大血管闭塞性卒中患者预后。结果显示，替罗非班组与安慰剂组的 90 天改良 Rankin 量表（mRS）评分没有显著差异。同样的，在 90 天 mRS 评分 0 ～ 2 分、最后一次血管造影的成功再通率及 48 h 血管再通率等次要结局中，两组也不存在统计学差异。然而，替罗非班组较安慰剂组具有更高的颅内出血（34.9% vs. 28.0%）和症状性颅内出血（9.7% vs. 6.4%）的发生风险。亚组分析显示，替罗非班对预后的作用可能受卒中缺血性卒中病因分型的影响；对于大动脉粥样硬化型患者，替罗非班相较安慰剂组显示出更佳的 90 天 mRS 评分，在其他亚型中未观察到这个现象。该研究表明，对于无明显禁忌证的大动脉粥样硬化型卒中患者可以考虑接受静脉替罗非班联合血管内治疗。相关研究成果于 2022 年 8 月发表在 *JAMA*[①]。

12. 证实急性缺血性卒中血管内血栓切除术后标准降压方案优于强化降压方案

机械取栓是治疗大血管闭塞型急性缺血性卒中的一线治疗方案，通过支架取栓、抽吸取栓等方式达到血管再通，可显著改善患者的临床预后。然而，即使目前影像学再通比例已经很高，仍有较多患者遗留较严重的残疾，甚至死亡。因此，临床医生尝试通过其他治疗手段改善患者临床预后，血压管理是重要手段之一。

中国人民解放军海军军医大学第一附属医院（上海长海医院）研究团队开展了

---

① QIU Z，LI F，SANG H，et al. Effect of intravenous tirofiban vs. placebo before endovascular thrombectomy on functional outcomes in large vessel occlusion stroke：the RESCUE BT randomized clinical trial [J]. JAMA，2022，328（6）：543–553.

一项国际多中心、开放标签、盲态终点评估、随机对照临床试验，纳入 821 名经影像学证实为大血管闭塞型急性缺血性卒中、24 h 内接受血管内机械取栓治疗并获得影像学 eTICI 2b 级及以上再通的患者。结果显示，与标准降压相比，对于大血管闭塞型急性缺血性卒中机械取栓后成功再灌注的患者，术后强化降压治疗可能导致术后 90 天 mRS 评分 0～2 的比例下降，且可能导致早期神经功能恶化和更高的术后 90 天残疾率，两组间症状性出血转化比例无显著差异。研究证实，标准降压有利于改善预后，并首次明确了血压管理的安全值下限（120 mmHg），为急性缺血性卒中机械取栓再通后血压管理提供了高级别证据支持。相关研究成果于 2022 年 11 月发表在 *Lancet*[①]。

13. 证实限时饮食可有效控制体重

肥胖是目前全球关注的公共卫生问题，已有研究表明，通过改变生活方式可以减肥，其中限时饮食（Time-restricted eating）是一种将每日进食时间限制在 4～12 h 不等的间歇性禁食模式，具有简单易行且能够有效降低体重、改善胰岛素抵抗和代谢紊乱等优势，因而备受关注。

南方医科大学南方医院研究团队开展了一项为期 12 个月的干预性原创临床研究，将 139 名成年肥胖患者随机分为限时饮食组和常规能量限制组。结果发现，干预 12 个月后限时饮食与常规能量限制两种模式对于肥胖患者的减重同等有效，其中限时饮食组较基线平均体重减轻 8.0 kg，常规能量限制组平均体重减轻 6.3 kg。此外，与常规能量限制相比，8 h 限时饮食在改善腰围、全身脂肪含量、内脏脂肪、血压、血糖和血脂水平等方面也产生了类似的效果。相关研究成果于 2022 年 4 月发表在 *New England Journal of Medicine*[②]。

14. 发现肿瘤驻留细菌促进肿瘤转移机制

近年来，越来越多的研究表明，在结直肠癌、胰腺癌、肺癌、乳腺癌等多种癌症类型中，细菌也是肿瘤组织本身的组成部分，这些细菌往往以较低的生物量寄生

① YANG P，SONG L，ZHANG Y，et al. Intensive blood pressure control after endovascular thrombectomy for acute ischaemic stroke（ENCHANTED2/MT）：a multicentre，open-label，blinded-endpoint，randomised controlled trial [J]. Lancet，2022，400（10363）：1585—1596.

② LIU D，HUANG Y，HUANG C，et al. Calorie restriction with or without time-restricted eating in weight loss [J]. New england journal of medicine，2022，386（1495）：1504–1510.

在肿瘤组织中，其菌群特征与癌症风险、病理类型和治疗反应相关。然而，肿瘤驻留细菌在肿瘤进展中的生物学作用仍不清楚。

西湖大学研究团队使用小鼠自发乳腺肿瘤模型 MMTV–PyMT 对肿瘤内菌群进行表征，发现与正常小鼠乳腺组织相比，同重量肿瘤乳腺组织的细菌载量高出近 10 倍，肿瘤驻留细菌主要存在于肿瘤细胞的细胞质中。这些细菌能够与肿瘤细胞一起通过循环系统定植于远端器官，肿瘤菌群具有促进转移的作用。研究人员进一步对其机制进行探索，发现肿瘤细胞内细菌能够重塑肿瘤细胞骨架，提升肿瘤细胞抵抗血液中机械压力的强度，促进肿瘤进展期间的细胞存活，从而促进癌症转移。相关研究成果于 2022 年 4 月发表在 *Cell*[①]。

15. 发现重度抑郁症潜在的生物学标志物

重度抑郁症（Mmajor Depressive Disorder，MDD）是一种常见的精神疾病，迄今为止，重度抑郁症的诊断主要依赖临床访谈和问卷调查，仍然缺乏可靠的生物标志物。DNA 甲基化与复杂疾病的病程和治疗效果有关，在疾病的发病过程中起重要作用。

中国医学科学院基础医学研究所研究团队通过整合分析 DNA 甲基化芯片和 RNA 表达谱芯片数据筛选出 MDD 的潜在生物标志物，证实了 MDD 患者外周血中 Bicd2 的 DNA 甲基化升高、表达水平下降。进一步研究显示，在抑郁症小鼠模型中，降低海马体中 Bicd2 的表达可发挥抗抑郁作用。该研究发现了 Bicd2 的 DNA 甲基化可作为重度抑郁症诊断的潜在生物标志物，为重度抑郁症的诊断、治疗及预后评估提供了新思路。相关研究成果于 2022 年 7 月发表在 *PNAS*[②]。

16. 揭示遗传变异导致非小细胞肺癌的新机制

近年来，基于高通量芯片和基因型填补策略的大样本全基因组关联研究已高效鉴定了 80 余个非小细胞肺癌发病相关的遗传变异，一定程度上揭示了肺癌的发病机制，但仍存在一定的局限性。

---

① FU A，YAO B，DONG T，et al. Tumor–resident intracellular microbiota promotes metastatic colonization in breast cancer [J]. Cell，2022，185（8）：1356—1372.

② XIU J，LI J，LIU Z，et al. Elevated BICD2 DNA methylation in blood of major depressive disorder patients and reduction of depressive–like behaviors in hippocampal Bicd2–knockdown mice [J]. PNAS，2022，119（30）：e2201967119.

南京医科大学研究团队首次将大规模全基因组测序技术应用于非小细胞肺癌的全基因组关联研究，构建了高质量的中国人群单倍型参考库，新发现多个非小细胞肺癌相关的常见和低频易感变异，系统解析了非小细胞肺癌编码区和调控区罕见致病变异，首次发现乳腺癌易感基因 2（BRCA2）启动子区变异可使肺癌发病风险增加 8.84 倍，该效应没有性别差异，并进一步在前瞻性队列中评价了 BRCA2 启动子区变异对肺癌发病风险的预测情况。在此基础上，研究团队搭建了"奥秘可思"（OMICS）平台，可以查询研究中收集的健康个体的基因组变异信息。该研究为揭示肺癌的遗传模式提供了新思路，有助于完善肺癌高危人群的识别策略。相关研究成果于 2022 年 10 月发表在 *Cancer Cell*[1]。

17. 发现诱导心肌缺血／再灌注损伤的关键分子

心肌缺血／再灌注（Ischemia/Reperfusion，I/R）损伤是心肌梗死后再灌注治疗后常见的病理生理过程，以往研究认为，由 I/R 引起的不可逆心肌损伤是由于再灌注阶段氧化应激导致的，但其关键分子事件仍有待明确。

暨南大学、北京中医药大学与广州中医药大学研究团队联合发现，磷脂过氧化是引发心肌缺血损伤易感性增加的关键机制。研究人员采用氧化磷脂组学等关键技术，发现在"缺血"阶段，磷脂特异性氧化酶 ALOX15 表达显著增加，可产生大量的氧化磷脂作为启动信号（Priming Signal），引发"灌注"阶段强烈的氧化损伤，进而决定了灌注期的氧化损伤程度。该研究同时基于中医基础理论，利用高脂饮食附加心肌缺血建立"痰瘀互结型"冠心病的研究模型，发现高脂饮食中的不饱和脂肪酸会改变心肌细胞磷脂的构成，为磷脂氧化（"痰"）提供丰富的物质基础，缺血期（"瘀"）则诱导磷脂氧化关键酶 ALOX15 表达增加，进而加重 I/R 损伤。此外，该研究以 ALOX15 为靶点，从中医临床治疗"痰瘀互结型"冠心病的中药中筛选出活性成分 daidzein。该研究为心肌 I/R 的发病机制提供了新的见解，解析了"痰瘀互结"诱导冠心病的部分科学内涵，为中医药早期干预 I/R 提供了依据。相关研究成果于 2022 年 8 月发表在 *Signal Transduction and Targeted Therapy*[2]。

———————

[1] WANG C, DAI J, QIN N, et al. Analyses of rare predisposing variants of lung cancer in 6004 whole genomes in Chinese [J]. Cancer cell, 2022, 40（10）: 1223—1239.

[2] MA X, LIU J, LIU C, et al. ALOX15-launched PUFA-phospholipids peroxidation increases the susceptibility of ferroptosis in ischemia-induced myocardial damage [J]. Signal transduct tion targeted therapy, 2022, 7（1）: 288.

18. 证实针刺辅助治疗可快速缓解肾绞痛

肾绞痛通常是由于泌尿系统结石导致的急性剧烈疼痛。目前常用的缓解肾绞痛药物主要是非甾体抗炎镇痛药。然而，超 1/3 的患者在接受镇痛治疗的 15 min 后仍感受到中重度疼痛。在急性肾绞痛、术后肠麻痹等多种难治性疾病的治疗上，针刺治疗具有其独特优势，但长期以来，高质量临床研究证据的缺乏限制了其在国际、国内的推广和应用。

北京中医药大学研究团队针对急诊科急性肾绞痛患者，开展了一项针刺辅助治疗缓解疼痛的单中心、随机、对照试验。针刺组患者接受腰痛点针刺 + 双氯芬酸钠镇痛治疗，假针组患者接受非穴浅刺 + 双氯芬酸钠镇痛治疗。研究以针刺后第 10 分钟时视觉模拟量表（VAS）较基线下降 ≥ 50% 的患者比例（有效应答率）为主要结局指标。结果发现，针刺组第 10 分钟时的有效应答率为 77.5%，显著高于假针组的 10.0%。从行针结束后即开始出现显著的组间差异，且至少持续至第 30 min，但后续由于双氯芬酸钠缓慢起效引起的天花板效应，在第 45 min 和 60 min 时组间差异不再显著。试验期间针刺组 VAS 评分均显著低于假针组，且未发生严重不良事件。试验证明在双氯芬酸钠治疗基础上，在急诊条件下，腰痛点针刺可为肾绞痛患者提供快速有效且安全的镇痛治疗。该研究为中医针灸结合西医疗法快速缓解肾绞痛提供了高质量的循证医学证据。相关研究成果于 2022 年 8 月发表在 *JAMA Netw Open*[①]。

19. 证实体外循环心血管手术围术期氨甲环酸高剂量给药优于低剂量

氨甲环酸是减少心脏手术出血的主要抗纤溶剂，然而其最佳剂量一直存在争议，缺乏循证医学证据。

为探索体外循环心血管手术围术期氨甲环酸给药方案，中国医学科学院阜外医院牵头开展了一项多中心、随机双盲、病例对照临床试验 OPTIMAL。结果证实，在有效性方面，高剂量环甲氨酸组中异体红细胞输注率明显低于低剂量组。对于接受体外循环心血管手术的患者，高剂量和低剂量氨甲环酸持续输注的不良事件发生率相近。研究证实，体外循环心血管相关研究结果手术围术期氨甲环酸高剂量给药优于低剂量，该循证医学证据可支撑相关指南制定，为规范心血管手术围术期抗纤

---

① TU J，CAO Y，WANG L，et al. Effect of adjunctive acupuncture on pain relief among emergency department patients with acute renal colic due to urolithiasis：a randomized clinical trial [J]. JAMA netw open，2022，5（8）：e2225735.

溶治疗提供依据。相关研究成果于 2022 年 7 月发表在 *JAMA*[①]。

20. 揭示中国不同亚组城市人群心血管疾病管理情况

中国正经历着快速的城市化进程，城市不同人群亚组之间在健康管理方面存在较大差距。

中国医学科学院阜外医院研究团队基于心血管病高危人群早期筛查与综合干预项目，利用覆盖我国 31 个省（自治区、直辖市）96 个地级市超过 106 万名城市居民的数据，全面评价了各城市人群亚组间心血管疾病防治的异质性。研究按原居住地和现居住地将城市居民分为四类：老城区原居民、新城区原居民、城市间移民和农村向城市移民，揭示了农村到城市的流动人口和新建城区居民面临的不同问题。结果显示，与城区本地居民相比：①农村改建为城区的居民不吸烟、不饮酒、健康饮食的遵循率最低，分别为 72.5%、95.2%、10.5%；②农村改建为城区的居民心血管死亡风险增加 16%，全因死亡风险增加 13%；③被诊断为高血压的人群中，农村改建为城区的居民血压得到控制的可能性低，为 21%；④农村迁入城市的居民一级和二级预防使用阿司匹林、二级预防使用他汀和 ACEI/ARB 可能性分别降低 33%、29%、30% 和 32%。该研究不仅证实了农村外来人口在心血管病一级、二级预防用药方面的差距，也揭示了新城镇化地区居民在健康生活方式遵循、高血压控制等方面的不足。相关研究成果于 2022 年 12 月发表在 *Lancet Public Health*[②]。

21. 揭示 2005—2018 年中国 31 个省（自治区、直辖市）归因于高收缩压的心血管疾病负担

由于我国各省（自治区、直辖市）的文化、生活方式和社会经济发展水平各异，归因于高收缩压（Systolic Blood Pressure，SBP）的心血管疾病负担的时间趋势和地区差异尚未完全阐明。

中国医学科学院阜外医院研究团队利用中国慢性病及其危险因素监测、中国高

---

① SHI J，ZHOU C，PAN W，et al. Effect of high-vs low-dose tranexamic acid infusion on need for red blood cell transfusion and adverse events in patients undergoing cardiac surgery：the optimal randomized clinical trial[J]. JAMA，2022，328（4）：336-347.

② ZHANG X，LU J，YANG Y，et al. Cardiovascular disease prevention and mortality across 1 million urban populations in China：data from a nationwide population-based study[J]. Lancet public health，2022，7（12）：e1041-e1050.

血压调查资料和中国居民营养与健康状况监测三大全国代表性横断面调查，共获得130 万人群的 SBP 暴露数据。结合人均 GDP、城镇化和每千人床位数等协变量数据，使用时空层次贝叶斯模型获得 2005—2018 年中国 31 个省（自治区、直辖市）各年龄组、性别的 SBP 水平。采用"反事实理论"计算人群归因分值，结合死因监测数据，获得 2005—2018 年中国 31 个省（自治区、直辖市）归因于高 SBP 的心血管疾病负担。研究发现，我国由高 SBP 导致的心血管疾病死亡人数从 2005 年的198 万人增加到 2018 年的 267 万人。2018 年，心血管疾病相关早死损失寿命年中，有 4816 万人年归因于高 SBP，由于高 SBP 导致的心血管疾病负担在不同省（自治区、直辖市）之间的差距较大。该研究系统评估了我国 SBP 相关心血管疾病负担，为因地制宜的高血压防控提供了依据。相关研究成果于 2022 年 12 月发表在 *Lancet Public Health*[①]。

22. 揭示中国 ST 段抬高型心肌梗死住院患者医疗质量

ST 段抬高型心肌梗死（STEMI）是一种严重急性缺血性心脏病，发病率和死亡率高。以往随机临床试验表明，再灌注治疗、抗栓治疗和降脂药物在内的多种STEMI 急性期治疗和二级预防策略安全有效，可有效降低患者的死亡率和复发风险。

首都医科大学附属北京安贞医院研究团队基于中国心血管疾病医疗质量改善 – 急性冠脉综合征项目（CCC-ACS），系统评价了 2014 年 11 月至 2019 年 7 月在 143 家医院接受治疗的 57 560 名 STEMI 住院患者的医疗质量。研究终点为 9 种指南 I 类推荐治疗措施的应用比例、医院间的差异及变化趋势。结果表明，仅 20.0% 的患者接受了指南推荐的全部 9 项治疗措施。各医院在全或无评分和个别指标方面存在显著差异。在研究期间各医院医疗质量有所改善，尤其是再灌注治疗、入院 90 min 内的直接经皮冠状动脉介入治疗（PCI）和戒烟咨询。相关研究成果于 2022 年 5 月发表在 *JAMA Cardiology*[②]。

① CAO X，ZHAO Z，KANG Y，et al. The burden of cardiovascular disease attributable to high systolic blood pressure across China，2005–18：a population–based study[J]. Lancet public health，2022，7（12）：e1027–e1040.

② HAO Y，ZHAO D，LIU J，et al. Performance of management strategies with class I recommendations among patients hospitalized with ST–segment elevation myocardial infarction in China[J]. JAMA cardiol logy，2022，7（5）：484–491.

23. 发现 ST 段抬高心肌梗死患者院内心搏骤停相关危险因素

院内心搏骤停（In–Hospital Cardiac Arrest, IHCA）是 ST 段抬高心肌梗死（STEMI）最危险的并发症之一，然而，相关研究数据很有限。

首都医科大学附属北京安贞医院研究团队基于中国心血管疾病医疗质量改善 – 急性冠脉综合征项目（CCC–ACS）项目，发现 STEMI 患者 IHCA 发生率较低，但死亡率很高。该研究纳入了 40 670 例 STEMI 患者，IHCA 的发生率为 2.2%。在发生 IHCA 患者中，院内死亡率高达 53%。高龄、女性、糖尿病病史、肾功能不全病史、无吸烟史、院外心搏骤停史、心率＞ 100 次 /min、收缩压＜ 90 mmHg、Killip 分级Ⅳ级是 IHCA 的危险因素。急诊 PCI、替格瑞洛的抗血小板策略，以及 β 受体阻滞剂的使用与 IHCA 发生风险降低相关。该研究发现，IHCA 患者的死亡风险高，强调对于 STEMI 患者进行早期干预的重要性。相关研究成果于 2022 年 11 月发表在 *JAMA Cardiology*[①]。

24. 揭示替格瑞洛 – 阿司匹林双联抗血小板治疗对卒中患者的疗效受肾功能影响

肾功能损伤与血小板功能异常相关，抗血小板治疗可以降低卒中患者的血栓风险，但会增加出血风险，明确不同肾功能状态卒中患者的最佳抗血小板策略至关重要。

首都医科大学附属北京天坛医院研究团队基于 CHANCE–2 研究进一步探究了不同肾功能状态对卒中患者双联抗血小板治疗的疗效与安全性影响。主要疗效指标为 90 天内卒中复发，主要安全性结局为 90 天内中重度出血事件。该研究根据肾小球滤过率将 6378 名研究对象分为正常肾功能、轻度肾功能下降及中重度肾功能下降 3 组。研究结果显示，对于卒中复发结局，双抗治疗策略与肾功能状态存在一定的交互作用，替格瑞洛 – 阿司匹林双联抗血小板治疗相比氯吡格雷 – 阿司匹林治疗，可以有效降低肾功能正常患者的卒中复发率，而在轻度及中重度肾功能下降的患者中未见显著获益。对于安全性结局，不同肾功能状态下，替格瑞洛 – 阿司匹林双联抗血小板治疗均未显著增加中重度出血。研究结果显示，肾功能正常的卒中患者替格瑞洛 – 阿司匹林的双联抗血小板治疗更好。相关研究成果于 2022 年 11 月发表在

---

① GONG W，YAN Y，WANG X，et al. Risk factors for in–hospital cardiac arrest in patients with ST–segment elevation myocardial infarction[J]. JAMA cardiology，2022，80（19）：1788—1798.

Annals of Internal Medicine[①]。

25. 确定食管鳞癌亚型并制定精准治疗策略

食管鳞癌预后差、恶性程度高、治愈率极低，为全球高发的恶性肿瘤。阐明食管鳞癌的分子分型、寻找诊断标志物与药物靶点，已成为食管癌领域的重要研究方向。

中国医学科学院肿瘤医院研究团队对 155 例食管鳞癌患者配对样本进行多组学（全基因组、表观基因组、转录组和蛋白质组）分析，定义了食管鳞癌分子分型的分类标准，首次将食管鳞癌分为 4 种亚型，包括细胞周期通路激活型（CCA）、NRF2 通路激活型（NRFA）、免疫抑制型（IS）和免疫调节型（IM）。研究人员进一步制定了针对不同亚型食管鳞癌的精准治疗策略：CCA 亚型可从 CDK4/6 抑制剂治疗中获益，NFRA 亚型可从靶向 NRF2 的治疗中获益，IS 亚型对免疫治疗联合靶向 HER2 治疗有效，IM 亚型对免疫治疗有较好响应。相关研究成果于 2022 年 12 月发表在 *Cancer Cell*[②]。

26. 证实厄洛替尼治疗Ⅲ A 期 EGFR 突变型非小细胞肺癌疗效优于化疗

EVAN 临 床 试 验（Efficacy and Safety of Erlotinib vs Vinorelbine/Cisplatin as Adjuvant Therapy for Stage Ⅲ A EGFR Mutant NSCLC Patients）是天津医科大学肿瘤医院经十余年积累和探索开展的针对非小细胞肺癌术后辅助靶向治疗的多中心随机对照研究，以比较厄洛替尼与化疗作为Ⅲ A 期 EGFR 突变型 NSCLC 患者的辅助治疗疗效与安全性。

2022 年，天津医科大学肿瘤医院研究团队更新了 EVAN 研究结果，研究将患者随机分配为服用厄洛替尼（n=51）或长春瑞滨 / 顺铂（n=52）两组，中位随访时间分别为 54.8 个月和 63.9 个月。研究发现：①厄洛替尼组意向治疗人群和符合方案人群的 5 年无病生存（DFS）率分别为 48.2% 和 46.2%；②厄洛替尼组的中位总生存

① WANG A，XIE X，TIAN X，et al. Ticagrelor–aspirin versus clopidogrel–aspirin among *CYP2C19* loss–of–function carriers with minor stroke or transient ischemic attack in relation to renal function：a post hoc analysis of the CHANCE–2 Trial[J]. Ann internal medicine，2022，175（11）：1534–1542.

② LIU Z，ZHAO Y，KONG P，et al. Integrated multi–omics profiling yields a clinically relevant molecular classification for esophageal squamous cell carcinoma[J]. Cancer cell，2023，41（1）：181–195.

期（OS）为 84.2 个月，化疗组为 61.1 个月；③厄洛替尼组和化疗组的 5 年生存率分别为 84.8% 和 51.1%；④基线时常见的突变基因有 TP53、MUC16、FAM104B、KMT5A 和 DNAH9。使用厄洛替尼时，UBXN11 中的单核苷酸多态性突变与较差的DFS 相关。相关研究成果于 2022 年 9 月发表在 *Journal of Clinical Oncology*[①]。

27. 提出宫内不良环境影响生长受限胎儿远期生长发育与神经行为的机制

胎儿生长受限（Fetal Growth Restriction，FGR）是一种毁灭性的妊娠并发症，会增加围产期胎儿死亡的风险。生命早期肠道菌群扰动与新生儿近远期代谢、免疫和神经发育功能障碍相关，且受到遗传及宫内环境因素双重影响。

为确定遗传和宫内环境对新生儿微生物群落的影响，北京大学第三医院研究团队建立了全球最大的双胎生长受限出生队列，针对遗传背景相似、共享母体环境而胎盘 – 脐带因素异常的单绒双羊双胎，整合分析扩增子、宏基因组和代谢组等多组学数据及 2 ～ 3 岁体格发育和神经行为随访结果，揭示了宫内不良环境对生命早期菌群塑造、出生后演变及对远期神经行为的影响。通过多重证据证明了与遗传因素相比，宫内不良环境因素在塑造生命早期菌群方面占主导作用；揭示了宫内生长受限新生儿存在肠球菌丰度降低和以甲硫氨酸 – 半胱氨酸水平降低为特征的排泄物代谢失衡；系统阐释了遗传及宫内环境因素对出生后菌群演变的作用，提出了宫内不良环境通过下调半胱氨酸通路，影响生长受限胎儿远期生长发育与神经行为的新观点。相关研究成果于 2022 年 12 月发表在 *Gut*[②]。

28. 证实自发性门体分流封堵可降低经颈静脉肝内门体分流术后肝性脑病发生率

肝硬化门静脉高压症患者由于肝血管床内阻力增加，常形成多种自发性门体分流（Spontaneous Portosystemic Shunt，SPSS）。合并粗大 SPSS 的患者经颈静脉肝内门体分流术（Transjugular Intrahepatic Portosystemic Shunt，TIPS）后肝性脑病的发生风险较高，但 TIPS 联合粗大 SPSS 封堵能否降低术后肝性脑病风险有待研究。

① YUE D S，XU S D，WANG Q，et al. Updated overall survival and exploratory analysis from randomized，phase Ⅱ EVAN study of erlotinib versus vinorelbine plus cisplatin adjuvant therapy in stage Ⅲ A epidermal growth factor receptor+non–small–cell lung cancer[J]. Journal of clinical oncology，2022，40（34）：3912–3917.

② YANG J，HOU L L，WANG J F，et al. Unfavourable intrauterine environment contributes to abnormal gut microbiome and metabolome in twins[J]. Gut，2022，71（12）：2451–2462.

中国人民解放军空军军医大学第一附属医院研究团队开展了一项前瞻性随机对照试验,评估了 TIPS 术中联合 SPSS 封堵预防术后显性肝性脑病的效果。结果显示,TIPS 联合粗大 SPSS 封堵能够有效降低术后肝性脑病的发生率,且不增加门静脉高压、分流道功能障碍和其他不良事件的并发症风险。相关研究成果于 2022 年 9 月发表在 *Hepatology*[①],并被选为该期杂志封面文章。

29. 揭示吲哚美辛纳肛可降低慢性胰腺炎体外震波碎石术后胰腺炎等并发症的发生率

慢性胰腺炎(Chronic Pancreatitis,CP)是世界性的难治性疾病,病因不清、病程复杂,缺乏有效治疗方法。临床表现为早期反复腹痛,后期并发糖尿病、营养不良甚至癌变,病理表现为胰管结石、胰腺萎缩等。患者生活质量极低。针对 CP 的临床治疗难题,中国人民解放军海军军医大学第一附属医院(上海长海医院)研究团队在国内率先开展胰管结石体外震波碎石(Extracorporeal Shock Wave Lithotripsy,ESWL)和经内镜逆行性胰胆管造影术(Endoscopic Retrograde Cholangiopancreatography,ERCP)等微创治疗技术,系统建立 Medicine–ESWL–ERCP–Surgery 升阶梯式"长海 MEES 模式",并在国际上首次提出胰腺 ESWL 术后并发症分类、分级标准,但如何有效预防 ESWL 术后胰腺炎一直是国际研究领域的空白。

研究人员进一步开展了吲哚美辛预防 ESWL 术后胰腺炎的随机对照临床试验。该研究于 2016 年 5 月正式启动,历时 5 年,纳入 1370 名 CP 患者。研究发现:①相较于安慰剂组,ESWL 术前 30 min 吲哚美辛栓纳肛可降低术后胰腺炎的发生率(9% vs. 12%);②吲哚美辛可显著降低 ESWL 术后并发症的总发生率(出血、穿孔、感染等),且未出现药物相关不良事件;③吲哚美辛栓的预防作用在女性、特发性、非胰源性糖尿病、胰腺外分泌功能完整及胰腺分裂等高危 CP 患者中效果更加明显。该研究首次为 ESWL 术后胰腺炎的有效预防提供了高质量的循证医学证据,相关研

---

① LV Y,CHEN H,LUO B,et al. Concurrent large spontaneous portosystemic shunt embolization for the prevention of overt hepatic encephalopathy after TIPS: a randomized controlled trial[J]. Hepatology,2022,76(3):676–688.

究成果于 2022 年 5 月发表在 *Lancet Gastroenterology & Hepatology*①。

30. 研制出可有效抑制呼吸道黏液素过度分泌的特异性多肽

黏液素由呼吸道上皮分泌细胞的含黏液素囊泡在核心蛋白复合体 SNARE 和钙离子感应蛋白 synaptotagmin-2 等因子介导下与细胞膜融合而释放，其过度释放是导致呼吸道病毒感染、哮喘、慢性阻塞性肺病等多种疾病中气道阻塞的重要原因。

四川大学华西医院等研究团队，阐明了 SNARE、synaptotagmin 等蛋白在黏液素分泌过程中的分子机制，共同揭示了调控黏液素过度分泌的蛋白靶点，开发了一种特异性订书肽 SP9，通过选择性干扰 SNARE 和 synaptotagmin 的相互作用，特异性抑制钙触发的单囊泡融合，实现在不影响必要的基线分泌情况下，有效抑制黏液素过度分泌，从而成功缓解哮喘模型小鼠的气道阻塞症状。相关研究成果为针对囊泡融合过程的多肽类药物开发奠定了基础，于 2022 年 3 月发表在 *Nature*②。

31. 发现普雷沃菌和高纤维饮食协同加剧类风湿关节炎

类风湿关节炎（Rheumatoid Arthritis，RA）是一种以滑膜炎为主的自身免疫性疾病，临床前期和已确诊的患者都表现出肠道微生物组的改变，存在普雷沃氏菌富集现象，且大规模临床研究发现 RA 病人预后缓解程度与普雷沃菌（*Prevotella Copri*）丰度呈负相关。

北京医院研究团队探究了普雷沃菌对肠道局部炎症和全身免疫反应的调节机制。研究人员从 RA 患者的粪便中分离出普雷沃氏菌菌株 *P. copri* RA，并发现在胶原诱导关节炎（Collagen Induced Arthritis，CIA）模型中，*P. copri* RA 的定植加剧了关节炎，且高纤维饮食通过微生物改变进一步加重关节炎，其主要机制是 *P. copri* RA 的定植与高纤维饮食一起使复杂纤维得以消化，导致产生过量的琥珀酸等有机酸，进而加剧巨噬细胞的促炎反应，加重关节炎。该研究为饮食干预或微生物组调整以改善 RA 管理提供了新的见解。相关研究成果于 2022 年 11 月发表在 *Cellular &*

① QIAN Y Y，RU N，CHEN H，et al. Rectal indometacin to prevent pancreatitis after extracorporeal shock wave lithotripsy（RIPEP）：a single-centre, double-blind, randomised, placebo-controlled trial[J]. Lancet gastroenterology & hepatology，2022，7（3）：238-244.

② LAI Y，FOIS G，FLORES J R，et al. Inhibition of calcium-triggered secretion by hydrocarbon-stapled peptides[J]. Nature，2022，603（7903）：949-956.

Molecular Immunology[①]。

32. 证实急性基底动脉闭塞性卒中患者发病 6 ～ 24 h 取栓仍可获益

近年研究表明，前循环大血管闭塞性急性缺血性卒中的患者发病 6 ～ 24 h 取栓仍有获益[②]，但后循环基底动脉闭塞的血管内取栓疗效和安全性并不确定。

首都医科大学宣武医院发起的中国急性基底动脉血管内治疗临床试验 BAOCHE，将发病在 6 ～ 24 h 的急性基底动脉闭塞患者，按照 1∶1 随机分为取栓组（取栓联合标准治疗）或对照组（仅标准治疗）。主要终点事件是患者 90 天时临床预后为 mRS 0–3，主要安全性终点包括 24 h 的症状性出血率和 90 天的死亡率。中国科学技术大学附属第一医院（安徽省立医院）牵头发起的急性基底动脉闭塞血管内治疗试验 ATTENTION，将发病 12 h 内的急性基底动脉闭塞患者按照 2∶1 随机分组到取栓组或者对照组。主要终点事件是患者 90 天时临床预后为 mRS 0–3，主要安全性终点为 24 ～ 72 h 的症状性出血率、90 天死亡率和手术并发症。

两项研究表明，与标准治疗相比，急性基底动脉闭塞患者在 6 ～ 24 h 联合取栓可改善神经功能预后并降低死亡率。上述两项研究首次证实对急性基底动脉闭塞卒中患者超时间窗取栓仍有获益，为优化急性基底动脉闭塞取栓治疗策略提供了有力的临床证据。相关研究成果于 2022 年 10 月发表在 *New England Journal of Medicine*[③④]。

33. 揭示长程远隔缺血适应对症状性颅内动脉粥样硬化性狭窄人群的保护作用

脑卒中居我国致死和致残性疾病首位，我国与欧美国家采用同样的防治指南，但防控效果却不理想，给家庭、社会造成沉重的负担。我国脑卒中以颅内动脉粥样

---

① JIANG L, SHANG M, YU S, et al. A high–fiber diet synergizes with prevotella copri and exacerbates rheumatoid arthritis[J]. Cellular & molecular immunology, 2022, 19（12）: 1414–1424.

② JOVIN T G, NOGUEIRA R G, LANSBERG M G, et al. Thrombectomy for anterior circulation stroke beyond 6 h from time last known well （AURORA）: a systematic review and individual patient data meta–analysis[J]. Lancet, 2022, 15, 399（10321）: 249–258.

③ JOVIN TG, LI C, WU L, et al. Trial of thrombectomy 6 to 24 hours after stroke due to basilar–artery occlusion[J]. New England journal of medicine, 2022, 13, 387（15）: 1373–1384.

④ TAO C, NOGUEIRA R G, ZHU Y, et al. Trial of endovascular treatment of acute basilar–artery occlusion[J]. New England journal of medicine, 2022, 387（15）: 1361–1372.

硬化性狭窄（Intracranial Atherosclerotic Stenosis，ICAS）为主，是欧美发病人群的 5 倍，用目前的治疗方法卒中复发风险高。

为评估长程远隔缺血适应在有症状的 ICAS 患者中预防缺血事件的效果，首都医科大学宣武医院研究团队发起一项多中心、随机、双盲、假对照临床试验 RICA，联合国内 84 家脑卒中中心纳入 3033 名受试者，主要终点为缺血性卒中首次发生的时间。研究发现，对于症状性 ICAS 导致的缺血性脑卒中或短暂性脑缺血发作（Transient Ischemia Attack，TIA）患者，长程远隔缺血适应使脑卒中复发率降低 24%、心脑血管疾病降低 30%。该研究为脑卒中人群带来一种非药物非手术的新型治疗手段，通过干预外周进而保护中枢。相关研究成果于 2022 年 10 月发表在 *Lancet Neurology*[①]。

34. 揭示肝细胞癌中的微生物和代谢产物与宿主基因之间的相关性

研究已发现不同的肿瘤类型具有不同的微生物组，并且细菌代谢与临床特征密切相关，但肝细胞癌（Hepatocellular Carcinoma，HCC）中的微生物及其代谢物和潜在的基因调控网络的特征尚不清楚。

浙江大学医学院附属第一医院研究团队基于 16S rDNA 测序技术，发现 HCC 组织与癌旁组织在门、科、属水平上的微生物种群组成和丰度存在显著差异：肝癌瘤内微生物的 α 多样性显著高于癌旁组织，β 多样性提示两组间的微生物群落结构明显不同；在属水平上，不动杆菌属、短波单胞菌属、棒状杆菌属、代尔夫特菌属、嗜盐单胞菌属等在肝癌和癌旁组织中的丰度存在显著的统计学差异。多组学关联分析结果表明，HCC 组织中瘤内微生物类群、代谢物、甲基化修饰，以及宿主基因之间存在显著相关性。该研究结果为更好地了解 HCC 微环境，探索 HCC 诊断和预后的新型生物标志物提供了基础。相关研究成果于 2022 年 9 月发表在 *Signal Transduction and Targeted Therapy*[②]。

① HOU C，LAN J，LIN Y，et al. Chronic remote ischaemic conditioning in patients with symptomatic intracranial atherosclerotic stenosis（the RICA trial）：a multicentre，randomised，double-blind sham-controlled trial in China[J]. Lancet neurology，2022，21（12）：1089-1098.
② XUE C，JIA J，GU X，et al. Intratumoral bacteria interact with metabolites and genetic alterations in hepatocellular carcinoma[J]. Signal transduction and targeted therapy，2022，7（1）：335.

35. 证实中西医结合 "双抗" 疗法可降低慢性乙型肝炎患者肝细胞癌的发生率

肝细胞癌位居我国癌症死因的第二位，70% ~ 80% 的肝癌患者在诊断时已经是中晚期，总体生存期的改善非常有限。慢性乙型肝炎（Chronic Hepatitis B，CHB）和肝纤维化是导致肝癌发生的最重要危险因素，"双抗"（核苷类似物抗病毒联合中药的抗纤维化）疗法可同时抑制乙肝病毒复制和肝纤维化进展。

中国人民解放军总医院研究团队深入持续开展 CHB 的中西医结合治疗及研究，并取得突破性成果：①相对于单独抗病毒治疗，中西医结合的"双抗"治疗有效性高，接受复方鳖甲软肝片联合恩替卡韦"双抗"疗法的 CHB 初治患者，其 7 年累积肝癌发生率和肝脏相关死亡率明显低于接受恩替卡韦单药治疗的患者；②"双抗"治疗适应性广，可用于绝大多数 CHB 患者；③安全性好，联合治疗的非肝癌发生率及非肝脏相关死亡率、不良反应发生率均不高于抗病毒单药治疗。该研究为中西医结合策略降低肝癌发生率提供了高等级临床证据，为乙肝患者提供了更加有效的治疗方案。相关研究成果于 2022 年 8 月发表在 *Journal of Hepatology*[①]。

36. 完成早产儿有创机械通气撤机后三种无创通气模式的有效性和安全性评价

许多早产儿住院期间需要接受有创机械通气，尽管无创通气可以减少有创通气及相关损伤，但早产儿撤机后呼吸支持的最佳无创通气模式尚不明确。

重庆医科大学附属儿童医院等研究团队开展了一项多中心、随机、对照研究，比较了无创高频振荡通气、经鼻间歇正压通气与经鼻持续正压通气应用于胎龄 25 周$^{+0}$ ~ 32 周$^{+6}$ 早产儿有创通气撤离后呼吸支持疗效。该研究一共纳入 1440 例接受机械通气准备撤机的早产儿。研究结果显示，与经鼻间歇正压通气、经鼻持续气道正压通气相比，无创高频振荡通气可以减少早产儿有创机械通气天数；与经鼻持续气道正压通气相比，无创高频振荡通气和经鼻间歇气道正压通气均可显著降低早产儿有创通气撤离失败率。上述 3 种无创通气模式用于早产儿呼吸支持都具有良好的安全性。研究为早产儿有创通气撤机后选择无创通气模式提供充分的临床证据，相关研

---

① JI D，CHEN Y，BI J，et al. Entecavir plus Biejia-Ruangan compound reduces the risk of hepatocellular carcinoma in Chinese patients with chronic hepatitis B[J]. Journal of hepatology，2022，77（6）：1515-1524.

究成果于 2022 年 4 月发表在 *JAMA Pediatrics*[①]。

37. 新生血管性年龄相关性黄斑变性双靶点新药研究进展良好

抗血管内皮生长因子（Vascular Endothelial Growth Factor，VEGF）药物已经成为新生血管性年龄相关性黄斑变性（Neovascular Age-related Macular Degeneration，nAMD）的标准治疗方式，但超过 30% 的患者经治疗后疾病仍然有进展。研究表明，补体系统失调在 nAMD 发病机制中起着至关重要的作用。

上海市第一人民医院等研究团队在原有临床单纯抗 VEGF 治疗 nAMD 的基础上，开展了国际首个抗 VEGF- 抗补体双靶点药物 IBI302 治疗 nAMD 的临床前研究及多中心临床试验。研究结果表明，IBI302 可同时中和 VEGF 和补体 C3b/C4b，在激光诱导的小鼠脉络膜新生血管（Choroidal Neovascularization，CNV）模型中，IBI302 疗效优于 VEGF 单抗；在非人灵长类激光诱导的 CNV 模型中，IBI302 显示出良好的安全性和抗新生血管作用。IBI302 治疗 nAMD 剂量递增 I 期临床试验的初步结果表明其耐受性良好。相关研究成果于 2022 年 6 月发表在 *Science Translational Medicine*[②]。

38. 解析皮肤 T 细胞淋巴瘤的肿瘤来源及微环境特征

皮肤 T 细胞淋巴瘤（Cutaneous T-cell Lymphoma，CTCL）是由 T 细胞在皮肤中发生恶性增殖导致的肿瘤，发病率占淋巴结外非霍奇金淋巴瘤第二位。CTCL 临床表现始于多灶性皮损，其肿瘤起源和进化模式存在争议。CTCL 通常表现出惰性病程，但部分患者进展迅速，同一患者的病灶间治疗反应常存在多样性，导致疾病临床治疗的复杂性，然而其分子机制尚不明确。

北京大学第一医院等研究团队完成从单细胞层面解析 CTCL 肿瘤来源及微环境特征。研究发现，每个皮损样本中肿瘤细胞亚群有且只有一种 TCR 克隆型，在单

① ZHU X W, QI H B, FENG Z C, et al. Nasal oscillation post-extubation （NASONE) study group. noninvasive high-frequency oscillatory ventilation vs nasal continuous positive airway pressure vs nasal intermittent positive pressure ventilation as postextubation support for preterm neonates in China: a randomized clinical trial[J]. JAMA pediatrics，2022，176（6）：551-559.

② YANG S, LI T, JIA H, et al. Targeting C3b/C4b and VEGF with a bispecific fusion protein optimized for neovascular age-related macular degeneration therapy[J]. Science translational medicine，2022，14（647）：eabj2177.

细胞水平上明确了 CTCL 肿瘤细胞为单克隆起源；同一患者不同部位的肿瘤皮损之间呈现明显的异质性，这些异质性随着皮损发生的时间间隔和解剖距离的增加而增大。研究人员据此提出了单克隆肿瘤性 T 细胞的多次播散种植模型：疾病早期，一个突变的 T 细胞在皮肤中发生恶性克隆性扩增并播散种植于全身皮肤，不同解剖部位的肿瘤细胞独立地发生克隆进化。进化后的细胞可能会再次进入血液并种植于邻近部位的皮肤，并在此基础上继续发生克隆进化。这种动态的进化过程导致肿瘤异质性的不断积累，最终导致同一患者不同部位的皮损具有不同的临床表现和治疗反应。结合肿瘤性 T 细胞的分子特征，研究人员提出了新的 CTCL 疾病分子分型策略，即细胞毒性效应记忆性 T 细胞（TCyEM）组和中央记忆性 T 细胞（TCM）组。两组肿瘤细胞具有不同的起源，预后分析发现 TCM 组的肿瘤细胞往往提示不良预后。相关研究成果于 2022 年 3 月发表在 *Nature Communications*[①]。

39. 发现细胞因子 IL–27 p28 是造血干细胞移植后急性移植物抗宿主病的潜在预测标志物

急性移植物抗宿主病（Acute Graft Versus Host Disease，aGVHD）是异基因造血干细胞移植后的主要并发症，严重影响患者健康及生活质量。IL–27 是一种具有促炎和抗炎特性的多效细胞因子，其来源及在 aGVHD 中的作用尚不明确。

苏州大学附属第一医院等研究团队揭示了树突状细胞（Dendritic Cells，DCs）来源的 IL–27 p28 通过调节 T 细胞发育过程中 Treg/Teff 细胞平衡从而抑制 aGVHD 的机制。研究通过 IL–27 p28 条件性敲除小鼠，证明 DCs 来源的 IL–27 p28 缺乏促进 STAT1 磷酸化，抑制 Treg 细胞分化和功能，增强 Th1 细胞免疫应答，加重小鼠 aGVHD 的发生发展。另外，研究发现血清中 IL–27 p28 水平高的患者 Ⅱ – Ⅳ级 aGVHD 的发生率显著降低，总体生存期比 IL–27 p28 水平低的患者更好。结果表明，DCs 来源的 IL–27 p28 在 aGVHD 的发病机制中发挥保护作用，为 aGVHD 预测提供新标志。相关研究成果于 2022 年 9 月发表在 *Signal Transduction and Targeted Therapy*[②]。

---

① LIU X，JIN S，HU S，et al. Single–cell transcriptomics links malignant T cells to the tumor immune landscape in cutaneous T cell lymphoma[J]. Nature communications，2022，13（1）：1158.

② GONG H，MA S，CHEN J，et al. Dendritic cell–derived IL–27 p28 regulates T cell program in pathogenicity and alleviates acute graft–versus–host disease[J]. Signal transduction and targeted therapy，2022，7（1）：319.

40. 验证了 NS7CAR 疗法对复发或难治性 T 淋巴细胞白血病 / 淋巴瘤患者的安全性和有效性

T 淋巴细胞白血病（T-cell Acute Lymphoblastic Leukemia，T-ALL）和 T 淋巴母细胞淋巴瘤（T-cell Lymphoblastic Lymphoma，T-LBL）是以未成熟 T 细胞在骨髓和外周血浸润和 / 或髓外器官受累为特征的高度侵袭性 T 细胞恶性肿瘤，目前暂无有效的治疗方法。T 细胞抗原 7（CD7）在 T-ALL/LBL T 细胞表面高度表达，是潜在的 CAR-T 治疗靶点，但靶向 CD7 的免疫疗法可能会受到 T 细胞"自相残杀"效应的影响。

北京大学人民医院研究团队应用无须额外进行 CD7 基因编辑或蛋白质表达阻断的"自然选择"CD7 CAR-T 细胞（NS7CAR）新产品，开展了针对 T-ALL/LBL 患者的 I 期临床试验，共入组 20 名复发或难治性（R/R）T-ALL/T-LBL 患者，进行 NS7CAR 回输治疗，首次证实了 NS7CAR 疗法的安全性和有效性。相关研究成果于 2022 年 7 月发表在 *Blood*[①]。

41. 揭示癌基因 SALL4 在低甲基化药物治疗骨髓增生异常综合征中的作用

低甲基化药物（Hypomethylating Agent，HMA）被推荐用作骨髓增生异常综合征（Myelodysplastic Syndromes，MDS）患者的一线治疗，目前对于 HMA 药物治疗 MDS 的机制有待进一步明确。

中国医学科学院血液病医院研究团队以癌基因 SALL4 为研究对象，分析了接受 3 ～ 4 个疗程 HMA 药物治疗的患者，发现治疗后 SALL4 基因上调的 MDS 患者治疗总体有效率和总体生存期均显著低于无表达上调的患者。研究人员利用 CRISPR-DiR（CRISPR-DNMT1-interacting RNA）方法，进一步证实 SALL4 表达上调是通过 HMA 药物对 SALL4 CpG 岛去甲基化后所致。该研究首次证实 HMA 药物可激活并上调癌基因 SALL4 表达从而影响药物的疗效，提示 SALL4 可能是 MDS 的一个新的治疗分子靶标。相关研究成果于 2022 年 5 月发表在 *New England Journal of Medicine*[②]。

---

① LU P，LIU Y，YANG J，et al. Naturally selected CD7 CAR-T therapy without genetic manipulations for T-ALL/LBL: first-in-human phase 1 clinical trial[J]. Blood，2022，140（4）：321-334.

② LIU Y C，KWON J，FABIANI E，et al. Demethylation and up-regulation of an oncogene after hypomethylating therapy[J]. New England journal of medicine，2022，386（21）：1998-2010.

42. 验证了 BBM–H901 治疗血友病 B 的安全性和有效性

血友病是一种遗传性出血性疾病，由于基因突变导致患者体内凝血因子Ⅷ活性（F Ⅷ：C，血友病 A）或凝血因子 IX 活性（FIX：C，血友病 B）显著降低，可产生终身自发出血倾向。

中国医学科学院血液病医院等研究团队开展了亚洲首个肝脏靶向腺相关病毒（Adeno–Associated Virus，AAV）血友病 B 基因治疗临床试验。该研究共纳入 10 例血友病 B 患者，通过静脉输注携带高活性 FIX 突变体（FIX–Padua）的 AAV（BBM–H901），可以将表达 FIX–Padua 的 cDNA 转导至患者肝细胞，提高患者体内 FIX：C，以治疗血友病 B。在基因治疗后所有患者 FIX：C 均获得提高。接受 FIX 输注年平均次数从基因治疗前的 53.5 次降至基因治疗后的 0 次，中位年化出血率从治疗前的 12 次降至治疗后的 0 次。该研究证实了 BBM–H901 在中国血友病 B 患者中的安全性和有效性。相关研究成果于 2022 年 7 月发表在 *The Lancet Haematology*[①]。

43. 证实吲哚布芬联合氯吡格雷可为冠脉介入治疗术后患者提供优化的双联抗血小板策略

以阿司匹林为基础的双联抗血小板（Dual Antiplatelet Therapy，DAPT）已成为冠脉介入治疗（PCI）术后的标准药物治疗方案，既往研究显示吲哚布芬可能具有更好的血小板选择性、耐受性及收益 / 风险比，但缺乏大规模数据作为循证医学证据。

复旦大学附属中山医院研究团队主导的 OPTION 研究是一项前瞻性、多中心、随机对照、开放标签的非劣效性研究，纳入了 4551 名接受药物洗脱支架植入术且心肌肌钙蛋白阴性的患者，随机分配至吲哚布芬（100 mg bid）联合氯吡格雷（75 mg qd）治疗组或阿司匹林（100 mg qd）联合氯吡格雷（75 mg qd）对照组，主要终点为 12 个月的净不良临床事件，包括心血管死亡、非致死性心肌梗死、缺血性卒中、明确或可能的支架内血栓或 BARC 出血（2 型、3 型或 5 型）。结果显示，吲哚布芬组和阿司匹林组分别有 101 例和 140 例患者发生了主要终点事件，吲哚布芬组主

---

① XUE F，LI H，WU X，et al. Safety and activity of an engineered，liver–tropic adeno–associated virus vector expressing a hyperactive padua factor IX administered with prophylactic glucocorticoids in patients with haemophilia B: a single–centre，single–arm，phase 1，pilot trial[J]. The lancet haematology，2022，9（7）：e504–e513.

中国临床医学研究发展报告

要终点事件风险显著降低，研究达到了非劣效性终点。两组的次要有效性终点发生率相似。在安全性方面，吲哚布芬组出血发生率（尤其是 BARC 2 型）显著低于阿司匹林组。该研究证实，吲哚布芬联合氯吡格雷治疗可为 PCI 术后患者提供优化的 DAPT 治疗策略，相关研究成果于 2022 年 11 月发表在 *Circulation*[①]。

二、新技术新方法

1. 研制出有类牙釉质结构的人工牙釉质复合材料

牙釉质是人体最坚硬的组织，具有极佳的抗变形和抗振动损伤能力。然而，牙釉质结构复杂、无法再生，当前仍难以获得与天然釉质多级结构相同的大面积修复层，也难以复刻天然牙齿的各项性能，如何修复牙釉质一直是仿生领域的重大难题。

北京大学口腔医院与北京航空航天大学的研究团队合作，在类牙釉质复合材料的制备及性能研究方面取得新突破。牙釉质主要由规则平行排列的羟基磷灰石纳米线、少量生物蛋白质及非晶间质层（AIP）组装而成，这种多级微纳结构是其具有优异力学性能的关键。研究人员设计了 AIP 涂层的羟基磷灰石纳米线，以聚乙烯醇为介质，通过双向冷冻排列获得了从原子尺度到宏观尺度都具有类牙釉质结构的人工牙釉质复合材料。该复合材料展现出高刚度（105 GPa）、高硬度（5.9 GPa）、高强度（143 MPa）、高韧性（7.4 MPa m$^{1/2}$）等特性，优于之前报道的类牙釉质复合材料及牙釉质、骨骼、贝壳珍珠母等生物材料，有望成为新一代牙齿修复材料。相关研究成果于 2022 年 4 月发表在 *Science*[②]。

2. 研制出可精准定位脑内神经核团的柔性高密度微阵列电极

将脑内术腔神经传导束或脑干等重要部位神经核团实时、高精度地可视化，是提高手术精准度、保护神经功能的关键。

首都医科大学附属北京天坛医院等研究团队采用导电聚合物的分子设计新策

① WU H, XU L, ZHAO X, et al. Indobufen or aspirin on top of clopidogrel after coronary drug-eluting stent implantation（OPTION）: a randomized, open-label, end point-blinded, noninferiority trial[J]. Circulation, 2023, 147（3）: 212-222.

② ZHAO H W, LIU S J, WEI Y, et al. Multiscale engineered artificial tooth enamel[J]. Science, 2022, 375: 551-556.

略，研发出紧密贴合在脑干等不规则区域的柔性可拉伸高密度微阵列电极。该电极具有的主要特性有：①柔性，能适应脑干或神经外科术腔等多种不规则且组织易损伤的场景；②可拉伸，不受术中器械牵拉扭转等操作影响；③高导电性和高密度，可精准定位到单个神经元，以"热图"的形式快速且准确地勾勒脑干神经核团。该电极是目前全球精度最高的柔性可拉伸微阵列电极，在精准识别脑干等部位重要神经核团、神经传导束和肿瘤功能学边界方面具有重要的临床转化价值。相关研究成果于 2022 年 3 月发表在 *Science*[①]。

3. 构建基于 CRISPR/Cas12 系统和反向点杂交技术的可视化多重核酸诊断平台

多重核酸检测技术对生命科学基础研究，以及疾病的预防、诊疗、监测和预后评价都具有重要意义。CRISPR/Cas 系统可以作为精准操控的基因编辑工具，基于 II 类 CRISPR/Cas 系统的"附属酶切"特性，还开发了一种快速、低成本且高灵敏的核酸检测工具。然而，由于 CRISPR/Cas 效应蛋白附属酶切探针的特异性和单一性，限制了其在多重检测领域的应用潜能。

浙江大学医学院附属儿童医院等研究团队基于 CRISPR/Cas12 系统和反向点杂交技术构建了一种快速、可视化、低成本的多重核酸诊断平台（CRISPR–RDB）。研究团队以常见的呼吸道病毒，即甲型流感病毒、乙型流感病毒、呼吸道合胞病毒和新型冠状病毒为例，分别制备包含单病毒、两重病毒、三重病毒和四重病毒核酸的混合型样本，利用构建的 CRISPR–RDB 诊断平台对上述样本进行检测。结果表明，CRISPR–RDB 对 34 例（共 35 例）临床样本展示出优异敏感性和特异性。同时，该诊断平台还兼具通用性，轻微更改 crRNA 序列便可实现其他靶标的检测。相关研究成果于 2022 年 11 月在线发表在 *Advanced Science*[②]。

4. 发现潜在的胃癌免疫治疗预后和阴性预测指标

肿瘤组织 PD–L1 表达情况是抗 PD–1/PD–L1（程序性死亡受体 1/ 程序性死亡受体 – 配体 1）药物的主要用药指标，但临床研究显示 PD–L1 阳性的晚期胃癌患者中只有约 15% 患者能够从 PD–1/PD–L1 免疫治疗中获益，亟需进一步明确 PD–L1 阳

① JIANG Y W，ZHANG Z T，WANG Y X，et al. Topological supramolecular network enabled high–conductivity，stretchable organic bioelectronics[J]. Science，2022，375：1411–1417.

② HU T，KE X X，LI W，et al. CRISPR/Cas12a–enabled multiplex biosensing strategy via an affordable and visual nylon membrane readout[J]. Advanced science，2023，10: e2204689.

性患者的免疫治疗耐药机制，并筛选出可预测 PD-1/PD-L1 抗体药物疗效的生物标记物。

中国人民解放军陆军军医大学大坪医院和重庆大学医学院研究团队发现，PD-L1^{P146R} 是潜在的胃癌免疫治疗预后和阴性预测指标。PD-L1 在 rs17718883 位点的单核苷酸变异导致错义突变，使 PD-L1 第 146 位的脯氨酸变为精氨酸（PD-L1^{P146R}），PD-L1^{P146R} 突变导致 PD-L1 蛋白结构改变，削弱了与 PD-1 的结合，进而影响了基于 PD-L1/PD-1 的肿瘤免疫治疗，导致免疫治疗耐药。相关研究成果于 2022 年 2 月发表在 *Molecular Therapy*[①]。

5. 基于基因工程大肠杆菌的口服肿瘤疫苗进入临床研究

目前，临床试验的大多数肿瘤疫苗都是通过肌肉注射或皮下注射给药，由于抗原呈递细胞在肌肉组织和皮下层的分布有限，需要佐剂来提高这些途径接种疫苗的免疫原性。肠道是人体最大的免疫器官，含有人体 70% 的免疫细胞，因此，口服肿瘤疫苗有望通过刺激肠道免疫细胞产生强大的抗肿瘤免疫反应来预防和治疗疾病，且口服给药通常具有更好的安全性、依从性和更低的医疗成本。然而，由于复杂的消化道环境和肠道上皮屏障，开发口服肿瘤疫苗面临巨大挑战。

中国科学院国家纳米科学中心研究团队设计了一种基于基因工程大肠杆菌的细菌机器人，它能在阿拉伯糖的诱导下分泌融合肿瘤抗原的外膜囊泡（Outer-Membrane Vesicles，OMVs）。该细菌机器人可经口服抵达肠道，并在口服阿拉伯糖后在肠道原位产生携带肿瘤抗原的 OMVs。由于 OMVs 是肠道菌群和宿主免疫系统的天然介质，它能够穿过肠道上皮屏障并被固有层中的抗原呈递细胞识别，进而激活肿瘤抗原特异性免疫反应。目前，该细菌机器人已进入临床研究阶段，正在与医院合作开展研究者发起的临床试验（Investigator-initiated Trial，IIT）。相关研究成果于 2022 年 6 月发表在 *Nature Biomedical Engineering*[②]。

① LI Q，ZHOU Z W，LU J，et al. PD-L1P146R is prognostic and a negative predictor of response to immunotherapy in gastric cancer[J]. Molecular therapy，2022，30：621-631.
② YUE Y L，XU J Q，LI Y，et al. Antigen-bearing outer membrane vesicles as tumour vaccines produced in situ by ingested genetically engineered bacteria[J]. Nature biomedical engineering，2022，6：898-909.

6. 建立慢性乙型肝炎临床持久功能性治愈预测模型

乙型肝炎病毒（Hepatitis B Virus，HBV）感染所致的慢性乙型肝炎（CHB）是严重威胁我国人民健康的重大传染性疾病，如何在有限疗程内提高 CHB 临床治愈率是肝病领域的热点与难点。既往研究表明，部分 CHB 患者在序贯聚乙二醇干扰素 –α（Peg–IFN–α）治疗后可以获得持久的功能性治愈，但预测哪些患者能获得持久功能性治愈尚存在挑战。

华中科技大学附属同济医院开展的多靶点联合免疫调节治疗 CHB 新方案 Anchor 研究，以识别与持久功能性治愈相关的分子标志物，并剖析潜在的免疫机制。该研究共纳入 80 名患者接受 96 周 Peg–IFN–α 治疗，治疗应答定义为治疗结束时乙肝表面抗原（HBsAg）转阴或乙肝表面抗体（HBsAb）阳性；持续应答（SR）或持久功能性治愈定义为 HBsAg 持续阴性伴或不伴 HBsAb 阳性。结果显示，80 例患者中有 36 例（45.0%）获得了治疗应答，其中 58.3% 的应答者获得了持久的功能性治愈。治疗结束时患者的乙型肝炎核心相关抗原（HBcrAg）和 HBsAb 定量水平与持久的功能性治愈密切相关。该研究获得了预测维持治愈应答的标志物并创新性建立 HBV Cure crAb 模型，即干扰素治疗结束时，HBcrAg $<$ 4 $\log_{10}$U/mL 和 HBsAb $>$ 2 $\log_{10}$IU/L，对 SR 的阳性预测值为 100%，该模型可用于 CHB 患者聚乙二醇干扰素治疗后实现持久功能性治愈的预测。相关研究成果于 2022 年 2 月发表在 *Journal of Hepatology*[①]。

7. 创建东亚人群冠心病多基因风险评分模型

多基因风险评分（Polygenic Risk Score，PRS）能够提升传统临床风险评估准确性。现有模型多基于欧美人群队列构建，尚未有亚洲人群冠心病 PRS 模型，其在亚洲人群的预测效果也有待评估。

中国医学科学院阜外医院研究团队通过整合中国、日本、韩国、新加坡等 26 万东亚人群的冠心病基因组数据，首次构建了针对东亚人群的包含 540 个遗传变异体的 PRS 模型，并对 41 271 名队列人群进行长期随访（平均随访时间为 13 年）。研究发现，具有较高 PRS 个体的冠心病风险约是较低 PRS 个体的 3 倍，研究还制定了不

---

① HUANG D，WU D，WANG P，et al. End–of–treatment HBcrAg and HBsAb levels identify durable functional cure after Peg–IFN–based therapy in patients with CHB[J]. Journal of hepatology，2022，77：42–54.

同性别和年龄组人群的可视化风险评估量表图，实现人群发病风险的精细再分层。相关研究成果于 2022 年 5 月发表在 *European Heart Journal*[①]。

8. 研制出超强韧、可生物降解的急救止血生物胶

目前，对于动脉和心脏大出血的急救手段有限，纱布填塞、物理按压及现有封堵剂均不能满足临床快速止血的需求，亟须设计安全性好、凝胶化速度快、易于操作、可按需清除的封堵剂。

中国人民解放军总医院等研究团队将从冷水鱼皮中提取的低亚氨基酸比例明胶（高流动性、在室温下不凝固）进行富氨基化改性，与四臂聚乙二醇琥珀酰亚胺琥珀酸酯（无免疫原性、无毒性）交联，研发了一种用于大出血急救的止血生物胶（AG–PEG bioglue）。该生物胶压缩应力最大可达 45 MPa；溶解性可控；可生物降解，最快 30 min 完全降解；可快速凝胶化；尤其强化了生物胶在液体环境下与光滑组织界面（如动脉血管壁）的黏附性。形成的止血屏障能够承受高达 380 mmHg 的血压（远超正常血压上限）。此外，在活体巴马猪心脏损伤模型中，使用该生物胶在 60 s 内有效封堵了直径 6 mm 的心脏穿孔大出血，心肌酶谱及超声造影显示巴马猪的各项生理指标在术后 2 周内逐渐恢复，心脏伤口愈合良好。相关研究成果于 2022 年 12 月发表在 *Advanced Materials*[②]。

9. 发现低密度脂蛋白受体相关蛋白 1 是实现内耳无创性跨血迷路屏障的新靶点

对于突发性耳聋、噪声性耳聋、耳鸣等大部分内耳疾病，口服或静脉注射药物是目前主要的给药途径。血迷路屏障为内耳固有屏障组织，结构较血脑屏障更复杂、通透性更低，导致治疗效果不理想。

中国人民解放军总医院等研究团队首次发现低密度脂蛋白受体相关蛋白 1（Recombinant Low Density Lipoprotein Receptor Related Protein 1，LRP1）是实现内耳无创性跨血迷路屏障的新靶点。研究人员针对 LRP1 受体设计了由 21 个氨基酸组成的 LRP1 受体特异性结合短肽——内耳靶向短肽（Inner Ear Targeting Peptide 2，

① LU X F，LIU Z，CUI Q，et al. A polygenic risk score improves risk stratification of coronary artery disease: a large–scale prospective Chinese cohort study[J]. European heart journal，2022，43：1702–1711.

② WANG H F，CHENG J Y，SUN F F，et al. A super tough，rapidly biodegradable，ultrafast hemostatic bioglue[J]. Advanced materials，2023，35：e2208622.

IETP2）。研究证实 IETP2 无耳毒性及其他器官毒性，且 LRP1–IETP2 能够介导短肽偶联不同化合物，通过跨细胞转运的方式跨越血迷路屏障，并转运至内、外淋巴液和靶细胞中。基于此，研究人员提出了"LRP1–IETP2 跨血迷路屏障物质递送体系"概念，在全球范围内首次实现了无创、靶向和高效内耳物质递送，不仅适用于小鼠等啮齿类实验动物，也适用于巴马小型猪等哺乳动物。相关研究成果于 2022 年 6 月发表在 *Signal Transduction and Targeted Therapy*[①]。

10. 提出急性髓系白血病复发预测新方法

血液学复发是急性髓细胞白血病（Acute Myeloid Leukemia，AML）患者死亡的主要原因之一。异基因造血干细胞移植（Allogeneic Stem Cell Transplantation，allo–SCT）前后的微小残留病（MRD）是预测血液学复发的重要指标。

北京大学人民医院研究团队通过流式细胞检测白血病干细胞（Leukemic Stem Cell，LSC）实现了 AML 的复发预测，确定了 $CD34^+CD38^-$ 细胞数量＞ 20 个白细胞为 allo–SCT 后评估 MRD 复发的阈值。依据确立的阈值，对入组的 360 例患者进行分析，发现 allo–SCT 后应用 LSC 评估的 MRD 阳性是 AML 患者高累积复发率（CIR）、低无白血病生存率（LFS）的危险因素。LSC 阳性组 AML 患者的 1 年 CIR 高于 LSC 阴性组患者（44.3% vs. 3.8%），1 年 LFS（53.5% vs. 89.0%）和 OS（62.3% vs. 89.6%）低于 LSC 阴性组患者，非复发死亡无差异。相关研究成果于 2022 年 8 月发表在 *Blood*[②]，同期刊发专评。

三、临床转化与产品

1. 首款自主研发的重组全人源抗狂犬病毒单抗注射液获批上市

2022 年 1 月 25 日，国家药监局批准华北制药集团新药研究开发有限责任公司的重组全人源抗狂犬病毒单抗注射液——奥木替韦单抗注射液（迅可®）上市。奥木替韦单抗注射液含高效价的抗狂犬病毒单克隆抗体 NM57（IgG1 亚型），能特异

---

① SHI X，WANG Z H，REN W，et al. LDL receptor–related protein 1（LRP1），a novel target for opening the blood–labyrinth barrier（BLB）[J]. Signal transduction and targeted therapy，2022，7：175.

② LI S Q，XU L P，WANG Y，et al. An LSC–based MRD assay to complement the traditional MFC method for prediction of AML relapse: a prospective study[J]. Blood，2022，140：516–520.

地中和狂犬病毒糖蛋白保守抗原位点 I 中的线性中和抗原表位，从而阻止狂犬病毒侵染组织细胞，发挥预防狂犬病的作用。NM57 是我国首个重组全人源抗狂犬病毒单克隆抗体。

2. 治疗转移性激素敏感性前列腺癌的 1 类新药瑞维鲁胺片获批上市

2022 年 6 月 29 日，国家药监局附条件批准江苏恒瑞医药股份有限公司申报的 1 类新药瑞维鲁胺片（商品名：艾瑞恩）上市。该药是我国自主研发且具有自主知识产权的新型雄激素受体（AR）抑制剂，适用于治疗高瘤负荷的转移性激素敏感性前列腺癌（Metastatic Hormone–Sensitive Prostate Cancer，mHSPC）患者，可竞争性抑制雄激素与 AR 结合，从而抑制 AR 核移位及与 DNA 的结合，降低 AR 介导的基因转录，为前列腺癌患者提供了新的治疗选择。

3. 全球首个抗抑郁中药创新药参葛补肾胶囊获批上市

2022 年 12 月 29 日，国家药监局批准了新疆华春生物药业股份有限公司申报的中药 1.1 类创新药"参葛补肾胶囊"上市。该药是全球首个治疗轻、中度抑郁症的中药创新药，功能主治为益气、养阴、补肾，适用于轻、中度抑郁症中医辨证属气阴两虚、肾气不足证，症见情绪低落、多思善虑等症状。临床研究表明，参葛补肾胶囊对轻、中度抑郁症的总有效率与氟西汀相当，且停药后疗效的稳定性优于氟西汀，尤其在改善情绪低落、多思善虑、少寐多梦、心烦等证候方面具有显著优势。

4. 首个中药 3.1 类新药苓桂术甘颗粒获批上市

2022 年 12 月 28 日，国家药监局批准江苏康缘药业股份有限公司申报的中药创新药苓桂术甘颗粒上市。苓桂术甘颗粒来源于古代经典名方"苓桂术甘汤"，由茯苓、桂枝、白术、甘草四味药组成，是首个按古代经典名方目录管理的中药复方制剂（即中药 3.1 类新药）。该药具有温阳化饮、健脾利湿功效，适用于慢性心力衰竭、心律失常、冠心病、慢性支气管炎、非酒精性脂肪肝、眩晕、哮喘、水肿等多种疾病。该药方来源于张仲景《金匮要略》，已列入《古代经典名方目录（第一批）》。

5. 治疗滤泡性淋巴瘤的 1 类新药林普利塞片获批上市

2022 年 11 月 9 日，国家药监局附条件批准上海璎黎药业有限公司申报的 1 类新药林普利塞片（商品名：因他瑞）上市。该药为我国自主研发并拥有自主知识产权的创新药，适用于既往接受过至少两种系统性治疗的复发或难治滤泡性淋巴瘤成人患者。林普利塞为磷脂酰肌醇 –3– 激酶的 δ 亚型（PI3Kδ）选择性抑制剂，通过抑制 PI3Kδ 蛋白的表达，降低蛋白激酶 B（AKT）蛋白磷酸化水平，从而诱导细胞凋亡及抑制恶性 B 细胞和原发肿瘤细胞的增殖。该药上市为现有治疗手段治疗后复发难治的滤泡性淋巴瘤成人患者提供了治疗选择。

6. 血糖控制 1 类新药多格列艾汀片获批上市

2022 年 10 月 8 日，国家药监局批准华领医药技术（上海）有限公司申报的 1 类创新药多格列艾汀片（商品名：华堂宁）上市，用于改善成人 2 型糖尿病患者的血糖控制。该药是葡萄糖激酶（GK）激活剂，通过靶向胰岛、肝脏和肠道的内分泌细胞等多器官的 GK 靶点，以调节人体血糖稳态。临床试验显示，华堂宁单药及联合二甲双胍治疗 52 周，能够长期稳定降糖，且无明显低血糖和体重增加等副作用。此外，华堂宁对肾功能严重受损的患者也无须调整剂量。该药为糖尿病患者提供了新的治疗选择。

7. 首款国产抗抑郁 1 类新药盐酸托鲁地文拉法辛缓释片获批上市

2022 年 11 月 3 日，国家药监局批准山东绿叶制药有限公司申报的 1 类创新药盐酸托鲁地文拉法辛缓释片（也称盐酸安舒法辛缓释片，商品名：若欣林）上市。该药为我国自主研发并拥有自主知识产权的创新药，适用于抑郁症的治疗。该药的抗抑郁作用可能与通过抑制 5– 羟色胺（5-HT）、去甲肾上腺素（NE）的再摄取而增强中枢神经系统的 5-HT、NE 效应有关，能够快速改善抑郁症患者的焦虑状态，明显改善快感缺失和认知功能，促进抑郁症患者社会功能的恢复，且不引起嗜睡，不影响性功能、体重和脂代谢。

8. 用于治疗反流性食管炎的 1 类新药替戈拉生片获批上市

2022 年 4 月 8 日，国家药监局批准山东罗欣药业集团股份有限公司申报的替戈拉生片（商品名：泰欣赞®）上市，用于治疗反流性食管炎。替戈拉生片是国内首个自主研发的钾离子竞争性酸阻滞剂（Potassium–Competitive Acid Blocker，P–CAB），通过与钾离子竞争作用，可逆性与 H^+/K^+–ATP 酶结合，从而持久抑制胃酸分泌，且替戈拉生片具有 30 分钟快速起效、强效持久抑酸、服用方便等特点。

9. 首款瘤体局部注射 1 类新药甲苯磺酰胺注射液获批上市

2022 年 11 月 15 日，国家药监局批准天津红日健达康医药科技有限公司申报的 1 类新药甲苯磺酰胺注射液上市，用于严重气道阻塞的中央型非小细胞肺癌的治疗，缓解气道阻塞相关临床症状。该药是首个通过肿瘤局部注射给药的高效、广谱、低毒、特异识别染色的抗肿瘤药物。

10. 首台国产质子治疗系统获批上市

2022 年 9 月 26 日，国家药监局批准了上海艾普强粒子设备有限公司申报的"质子治疗系统"上市。该产品是我国首台获批上市的国产质子治疗系统。

该产品由加速器系统和治疗系统两部分组成，其中加速器系统包括注入器系统、低能传输系统、主加速器系统、高能束流传输系统和辅助电气系统，治疗系统包括固定束治疗系统、180°旋转束治疗系统和治疗计划系统。该产品提供质子束进行放射治疗，在实现肿瘤部位高剂量的同时，可降低周围正常组织剂量，特别是靶区后组织的剂量，适用于治疗全身实体恶性肿瘤和某些良性疾病。

11. 全球首款"全降解封堵器系统"获批上市

2022 年 2 月 11 日，国家药监局批准了上海形状记忆合金材料有限公司的创新产品"全降解封堵器系统"上市，适用于先天性心脏病室间隔缺损的治疗。

该产品包括可降解封堵器和输送系统，采用超声引导植入，无须金属标记物，在体内可清晰显示。封堵器系统采用聚对二氧环己酮（PDO）和聚左旋乳酸（PLLA），平衡了降解速度和内皮化速度，输送系统中独特的成型线解决了可吸收材料弹性差、封堵器难以塑形的问题。该产品避免了传统金属封堵器植入后永久存留于体内可能带来的远期并发症风险，是全球首款获批上市的完全可降解封堵器系统。

12. 国内首创影像引导的伽马射束立体定向放射治疗系统获批上市

2022 年 7 月 13 日，国家药监局批准了西安大医集团股份有限公司申报的"伽马射束立体定向放射治疗系统"上市。该产品是国内首创的影像引导伽马射线立体定向放射治疗设备，用于对实体肿瘤和病变进行图像引导的头部立体定向放射治疗、放射外科治疗和体部立体定向放射治疗。

该产品融合了 KV 级锥形束 CT（CBCT）图像引导技术和实时正交成像图像引导技术，由主机系统、电气控制系统、放射治疗计划系统软件、治疗控制系统软件、图像引导系统和射野验证系统组成，可实现图像引导摆位验证及实时图像引导，提高临床放射治疗的精准度。

13. 国内首个采用磁液悬浮技术的植入式左心室辅助系统获批上市

2022 年 7 月 13 日，国家药监局批准了航天泰心科技有限公司生产的"植入式左心室辅助系统"上市。该产品与特定人工血管配套使用，为进展期难治性左心衰患者血液循环提供机械支持，用于心脏移植前、恢复心脏功能的过渡治疗。

该产品为第三代非接触式磁悬浮离心泵，核心技术主要为盘式电机技术，其利用位置传感器检测并控制转子的转速和悬浮高度。该产品电机仅采用一组定子线圈同时控制转子的旋转和悬浮，在临床应用中，手术切口较小，患者恢复较快，适用人群更广，并可降低血泵热量导致的血栓风险。该产品是国内首个采用磁液悬浮技术的植入式左心室辅助系统。

14. 经导管人工肺动脉瓣膜系统获批上市

2022 年 7 月 12 日，国家药监局批准了杭州启明医疗器械股份有限公司申报的"经导管人工肺动脉瓣膜系统"上市。该产品适用于严重肺动脉瓣反流（≥ 3+）的有自体右心室流出道的先心病术后患者（年龄≥ 12 岁，体重≥ 30 kg）。

该产品由肺动脉瓣膜和输送系统组成，其中输送系统包括输送导管系统和压缩装载系统。肺动脉瓣膜由自扩张镍钛合金支架、猪心包材质的瓣叶和裙体及缝合线组成。肺动脉瓣膜的设计能够使瓣膜支架锚定更加稳定，适用于不同解剖形态的肺动脉瓣环范围更大的患者，同时使支架输送更安全，血液流动更顺畅。输送系统的设计使瓣膜可被均匀一致地压缩，提高了装载效率，降低了瓣膜释放时径向折叠风险。

15. 磁共振成像系统获批上市

2022 年 4 月 2 日，国家药监局批准了鑫高益医疗设备股份有限公司申报的"磁共振成像系统"上市。该产品由超导磁体（1.5T）、扫描床、谱仪、射频系统、梯度系统、操作台、隔离变压器、发射线圈、梯度线圈、呼吸门控、射频接收线圈组成，供临床磁共振成像（Magnetic Resonance Imaging，MRI）图像诊断。该产品的主要创新点是采用了无液氦超导磁体技术，该超导磁体采用制冷机直接传导冷却。与常规使用液氦对磁体中的超导线圈进行冷却的超导磁共振产品相比，该产品的生产成本更低，同时具有可简化磁体结构，减轻磁体重量等优势。

16. 国内首创植入式脑深部电刺激套件获批上市

2022 年 1 月 24 日，国家药监局批准了北京品驰医疗设备有限公司申报的 "双通道植入式脑深部电刺激脉冲发生器套件"、"植入式脑深部电刺激电极导线套件" 和 "植入式脑深部电刺激延伸导线套件" 上市。

脉冲发生器套件、电极导线套件和延伸导线套件产品需配合使用，产生电刺激脉冲，对丘脑底核（Subthalamic Nucleus，STN）进行刺激，用于某些药物治疗效果欠佳的晚期左旋多巴反应性帕金森病患者的联合治疗。上述产品具有抗干扰设计，可接受 3.0 T 场强磁共振成像检查，属于国内首创医疗器械。

17. 国内首创神经外科手术导航定位系统获批上市

2022 年 1 月 13 日，国家药监局批准了华科精准（北京）医疗科技有限公司申报的 "神经外科手术导航定位系统" 的注册申请，用于神经外科手术器械和植入物的导航及定向定位。

该产品由红外摄像机、工作站、支架、定位组件（探针、参考架、连接器、反光球、手术器械适配器）、激光探针、手持激光瞄准器、脚踏开关、自动定位装置组成，采用多模态影像融合、激光面注册、自动定位装置等核心技术，属于具有自主知识产权的国内首创医疗器械，各项性能指标达到国际同品种器械水平。该产品可以在保证定位精度的基础上，提高手术效率，并且能实现机械臂的基本功能。

18. 全球首个消化道振动胶囊系统获批上市

功能性便秘（Functional Constipation，FC）是一种以腹胀、排便困难、肛门梗阻感、排便干硬为主要表现的消化系统功能性疾病，患病率较高、发病机制不明、诊断标准不一，严重影响患者的生活质量。

中国人民解放军海军军医大学第一附属医院研究团队基于磁控胶囊胃镜技术，创新研发了消化道振动胶囊系统（蔚通 Vibrabot® 胶囊），通过在结肠中以一定频率振动刺激结肠肠壁，达到促进排便的目的。该系统为一种新型医疗器械，于 2022 年 2 月获国家药监局批准上市，是全球同类首个获批上市的医疗器械。

四、临床标准规范与推广

1. 牵头制定《新型降脂药物 PCSK9 抑制剂及依折麦布的国际临床实践指南》

他汀类药物是减少高危人群心血管事件风险的重要治疗方法。然而，对于服用他汀类药物已达最大剂量或他汀类药物不耐受的患者，是否应加用另一种降脂药物、应首选何种药物尚缺乏可靠的指南指导。

四川大学华西医院研究团队联合中国、加拿大、比利时、挪威、美国、瑞士、新西兰、沙特阿拉伯、澳大利亚、荷兰、喀麦隆、英国和罗马尼亚等国家和地区的临床医生、方法学家和患者代表，共同制定了《新型降脂药物 PCSK9 抑制剂及依折麦布的国际临床实践指南》。该指南是首个由中国内地学者牵头完成的国际主流降胆固醇药物治疗的循证临床实践指南，从预防成人心血管疾病的角度出发，根据患者 5 年内主要不良心血管事件（Major Adverse Cardiovascular Events，MACE）发生风险（低、中、高或极高）、他汀类药物治疗特征（接受最大可耐受剂量或他汀不耐受），共将患者分为 8 种不同情况并给出相应治疗建议。该指南于 2022 年 5 月发表在 *BMJ–British Medical Journal*[①]。

2. 发布癌痛针灸治疗临床实践指南

癌症是全球第二大死亡原因，2020 年全球约有 1000 万人死于癌症。疼痛是癌症最常见的症状之一，超过 70% 的晚期癌症患者有中至重度疼痛症状。针灸作为中医在物理干预中最常用的方法，广泛用于控制慢性疼痛。2022 年 1 月，由广东省中医院、广东省中医药大学附属第二医院等牵头的国际循证中医药推荐意见制订工作组（Trustworthy traditional Chinese Medicine Recommendations international working group，TCM Recs 工作组）发布了针对针灸治疗癌痛的循证临床实践指南。

指南针对针灸治疗中至重度癌痛提供 3 项指导建议：①对于中度至重度的癌痛患者，强烈建议使用针灸治疗而不是不治疗；②对于使用镇痛药的中度至重度的癌痛患者，弱建议针灸 / 穴位按压联合治疗，以减少阿片类药物剂量及相关副作用；③对于乳腺癌患者，强烈建议针灸以缓解芳香酶抑制剂诱导的关节痛。该指南于

---

① HAO Q K，AERTGEERTS B，GUYATT G，et al. PCSK9 inhibitors and ezetimibe for the reduction of cardiovascular events：a clinical practice guideline with risk–stratified recommendations[J]. British medical journal，2022，377：e069066.

2022 年 1 月发表在 *Chinses Medicine*①。

3. 发布《经尿道等离子前列腺电切术治疗良性前列腺增生临床实践指南（2021）》

良性前列腺增生（Benign Prostate Hyperplasia，BPH）在老年男性中非常普遍，影响他们的生活质量、性功能和泌尿生殖健康。经尿道前列腺等离子双极电切术（Transurethral Bipolar Plasmakinetic Prostatectomy，TUPKP）是治疗 BPH 最重要的外科手术之一，已在临床实践中得到广泛应用，具有良好的疗效和安全性。

2022 年 1 月，中国泌尿外科医师协会（CUDA）、中国研究型医院协会泌尿外科分会（CRHA-UA）、中国国际医疗卫生交流促进会泌尿健康促进会（CPAM-UHPA）修订并发布了新的临床实践指南《经尿道等离子前列腺电切术治疗良性前列腺增生临床实践指南（2021）》。该指南提出了 31 个与 TUPKP 管理相关的问题，并最终形成了 36 条声明。其中，23 项对既定程序提出强烈建议，13 项提出弱建议，涉及 TUPKP 治疗 BPH 的围手术期（术前、术中、术后）、并发症及外科医生的手术技能水平的相关内容。该指南为医疗机构规范开展 TUPKP 治疗 BPH 患者提供了指导，于 2022 年 4 月发布在 *Military Medical Research*②。

4. 发布《中国肝细胞癌合并门静脉癌栓诊疗指南（2021）》

由于肝癌的生物学特性和解剖学特点，肝癌细胞易侵犯肝内的脉管系统尤其是门静脉系统，形成门静脉癌栓（Portal Vein Tumor Thrombus，PVTT）。目前，国际上对于肝细胞癌合并 PVTT 的诊治标准并未达成共识。2016 年，我国肝癌合并癌栓诊治研究协作组基于当时的循证医学证据提出了《肝细胞癌合并门静脉癌栓多学科诊治中国专家共识（2016）》，并于 2018 年进行了更新。

2018 年至今，在肝细胞癌合并 PVTT 的诊治方面，国内外新出现了许多符合循证医学原则的高级别证据。为了适应新的发展和变化，由第二军医大学东方肝胆外科医院、中山大学、中国医学科学院肿瘤医院等组成的专家组编制并发布了《中国肝细胞癌合并门静脉癌栓诊疗指南（2021）》。该指南基于 6 个证据等级，共形成 5 个级别的推荐意见，概括了肝细胞癌合并 PVTT 的诊断及分型、多学科协作诊治流

---

① GE L，WANG Q，HE Y H，et al. Acupuncture for cancer pain: an evidence-based clinical practice guideline[J]. Chinses medicine，2022，17：8.

② ZENG X T，JIN Y H，LIU T Z，et al. Clinical practice guideline for transurethral plasmakinetic resection of prostate for benign prostatic hyperplasia （2021 Edition）[J]. Military medical research，2022，9：14.

程及路径，以及首次治疗方法推荐等。该指南于 2022 年 7 月发布在 *Liver Cancer*[①]。

5. 发布《影像引导下热消融治疗原发性和转移性肺部肿瘤临床实践指南（2022）》

影像引导下热消融（Image–Guided Thermal Ablation，IGTA）技术已经广泛应用于原发性和转移性肺部肿瘤的治疗，每年应用治疗例数不断增加。2015 年和 2018 年，我国先后发布了两版《热消融治疗原发性和转移性肺部肿瘤专家共识》英文版。

基于前两版专家共识，中国临床肿瘤学会肿瘤消融治疗专家委员会、中国医师协会肿瘤消融治疗技术专家组等对有关内容进行更新，联合发布了《影像引导下热消融治疗原发性和转移性肺部肿瘤临床实践指南（2022）》，旨在为 IGTA 治疗原发性和转移性肺部肿瘤临床实践提供参考。指南主要介绍了原发性和转移性肺部肿瘤流行病学情况、IGTA 概念和常用技术特点，以及 IGTA 治疗原发性和转移性肺部肿瘤技术操作规程、适应证、禁忌证、疗效评价和相关并发症。该指南于 2022 年 9 月发表在 *Journal of Cancer Research and Therapeutics*[②]。

6. 发布《围手术期非小细胞肺癌国际专家诊疗共识》

随着非小细胞肺癌（NSCLC）靶向治疗和免疫治疗等相关诊疗手段不断推广，针对围手术期患者的新辅助治疗管理建议亟须完善。

中国医师协会肿瘤多学科诊疗专业委员会牵头发布了《围手术期非小细胞肺癌国际专家诊疗共识》。该共识将广义的围手术期治疗定义为术前新辅助治疗和术后 3 年内的辅助治疗，并就 5 个部分达成共识，包括：病理诊断及生物标志物检测、NSCLC 患者的新辅助治疗、驱动基因阳性 NSCLC 患者的辅助治疗、NSCLC 患者的辅助免疫治疗，以及围手术期 NSCLC 患者的管理。共识还提出了围手术期精准治疗的相关建议，并纳入了患者安全性管理及围术期随访相关建议，为规范临床实践带来重要参考依据。该共识于 2022 年 7 月发表在 *Translational Lung Cancer Research*[③]。

---

① SUN J X，GUO R P，BI X Y，et al. Guidelines for diagnosis and treatment of hepatocellular carcinoma with portal vein tumor thrombus in China（2021 edition）[J]. Liver cancer，2022，11（4）：315–328.

② YE X，FAN W J，WANG Z M，et al. Clinical practice guidelines on image–guided thermal ablation of primary and metastatic lung tumors（2022 edition）[J]. Journal of cancer research and therapeutics，2022，18：1213–1230.

③ DUAN J C，TAN F W，BI N，et al. Expert consensus on perioperative treatment for non–small cell lung cancer[J]. Translational lung cancer research，2022，11：1247–1267.

7. 发布《胆汁淤积性肝病管理指南（2021）》

胆汁淤积性肝病是指由各种原因造成的胆汁形成、分泌或排泄障碍而引发的以胆汁淤积为主要表现的肝胆疾病。2015 年，为规范胆汁淤积性肝病诊治，中华医学会肝病学分会、中华医学会消化病学分会和中华医学会感染病学分会组织国内有关专家制定了《胆汁淤积性肝病诊断和治疗共识》。近年来，随着我国胆汁淤积性肝病临床资料的不断积累和完善，相应的共识也需要进一步更新。

中华医学会肝病学分会在原共识的基础上更新形成了新版的《胆汁淤积性肝病管理指南（2021）》，概括了胆汁淤积性肝病的病因、分类、临床表现、诊断标准、治疗原则，以及遗传和妊娠胆汁淤积性肝病、胆汁淤积肝外表现的诊断和处理。临床中药物性、酒精性、乙型病毒性肝炎、丙型病毒性肝炎、原发性胆汁性胆管炎、原发性硬化性胆管炎、自身免疫性肝炎和代谢相关性脂肪性肝病等所致的胆汁淤积的诊断和治疗可参照该指南。该指南于 2022 年 8 月发表在 *Journal of Clinical and Translational Hepatology*[①]。

8. 发布《咳嗽的诊断与治疗指南（2021）》

近年来，咳嗽的诊断、治疗与发病机制研究不断取得新进展。为及时反映国内外研究结果，提高国内咳嗽诊治水平，由中华医学会呼吸病学分会组织，广州医科大学附属第一医院研究团队牵头，对《咳嗽的诊断与治疗指南（2015）》进行了修订。

指南主要修订内容包括：①方法学：推荐意见强度由 3 个级别减为 2 个级别，即强推荐与弱推荐，取消了中间级别；②新增内容：新增了咳嗽的流行病学，急性咳嗽诊治部分增加了急性呼吸道传染病相关急性咳嗽的介绍，补充了急性与亚急性咳嗽的诊治流程，提出了迁延性感染性支气管炎（Protracted Infectious Bronchitis，PIB）的概念；③精简内容：精简了实验室检查及总体推荐意见，删除了缺乏循证医学依据的咳嗽症状积分，部分已为临床实践广为接受的诊治原则修改为描述性内容，不再以推荐意见形式出现；④推荐意见补充更新：对原有推荐意见重新审核，补充更新相关证据形成 86 条推荐意见。同时，总结了咳嗽临床诊治及研究存在的问题和挑战，指明了未来慢性咳嗽患者管理及研究的重点方向。该指南于 2022 年 1 月

---

① LU L G，Chinese Society of Hepatology and Chinese Medical Association. Guidelines for the management of cholestatic liver diseases（2021）[J]. Journal of clinical and translational hepatology，2022，10：757–769.

发表在《中华结核和呼吸杂志》[①]。

9. 发布《中国 1 型糖尿病诊治指南（2021 版）》

近 10 年来，国内外 1 型糖尿病（Type 1 Diabetes Mellitus，T1DM）研究取得了重要进展，诊疗新方法和血糖监测新技术等不断问世，相关临床研究证据持续丰富。中华医学会糖尿病学分会、中国医师协会内分泌代谢科医师分会、中华医学会内分泌学分会和中华医学会儿科学分会共同组织专家对 2012 版《中国 1 型糖尿病诊治指南》修订更新，形成了《中国 1 型糖尿病诊治指南（2021 版）》。

该指南内容涵盖 T1DM 流行病学、诊断与分型、血糖监测、教育与管理、胰岛素治疗、医学营养治疗、运动治疗、胰腺与胰岛移植、低血糖防治、急慢性并发症、特殊时期临床管理、社会心理问题及对策、预测与预防等。在七大方面进行了更新：①纳入中国的 1 型糖尿病流行病学数据，首次清晰描绘了我国 1 型糖尿病的流行特点；②细化 1 型糖尿病的分期、分型，更新了分型诊断流程；③调整血糖监测的首选策略、儿童和青少年血糖控制目标，明确优先推荐 1 型糖尿病人群使用持续葡萄糖检测（Continuous Glucose Monitoring，CGM），并强调了 CGM 的使用及评价规范；④更新胰岛素及其他治疗手段；⑤规范 1 型糖尿病管理路径；⑥完善营养与运动干预方案，详细说明利于临床操作的营养诊疗流程；⑦从三级预防的角度，对临床应用研究热点进行总结阐述。《中国 1 型糖尿病诊治指南（2021 版）》纳入中国本土研究数据，较原版指南有更强的实用性和可操作性，有助于规范临床诊疗行为，于 2022 年 11 月发表在《中华糖尿病杂志》[②]。

10. 首次定义乙肝肝硬化失代偿期患者再代偿肝功能稳定改善判定标准

首都医科大学附属北京友谊医院研究团队在长期临床实践中发现，失代偿期肝硬化经过有效抗病毒治疗能够在较长时间之内不再出现肝硬化失代偿事件，而呈现"代偿期肝硬化"的临床特点，提出逆转失代偿期肝硬化的"再代偿"（Recompensation）概念，被门静脉高压共识（Baveno Ⅶ共识）采纳并全球推广。然而，该共识中再代偿的定义并未给出肝功能稳定改善的临界值，无法直接应用于临床判断。

① 中华医学会呼吸病学分会哮喘学组 . 咳嗽的诊断与治疗指南（2021）[J]. 中华结核和呼吸杂志，2022，45：13-46.

② 中华医学会糖尿病学分会，中国医师协会内分泌代谢科医师分会，中华医学会内分泌学分会，等 . 中国 1 型糖尿病诊治指南（2021 版）[J]. 中华糖尿病杂志，2022，14：1143-1250.

首都医科大学附属北京友谊医院、附属北京地坛医院研究团队通过前瞻性、多中心、单臂临床研究对 Baveno Ⅶ共识提出的肝硬化再代偿定义进行了验证。研究共入组 320 名接受恩替卡韦抗病毒治疗乙型肝炎肝硬化失代偿期腹水患者，完成 120 周随访观察的 283 例患者中，60.4%（171/283）的患者实现了 Baveno Ⅶ共识所定义的再代偿。该研究首次定义了再代偿肝功能稳定改善的判定标准，即终末期肝病模型（MELD）评分＜ 10 分和 / 或 Child–Pugh 分级为 A 级（白蛋白＞ 35 g/L，国际标准化比值＜ 1.50 和总胆红素＜ 34 μmol/L），为进一步量化肝硬化再代偿的临床诊断标准提供了高质量证据。相关研究成果于 2022 年 12 月发表在 *Journal of Hepatology*[①]。

11. 制定《中国肿瘤整合诊治指南（CACA）口腔颌面黏膜恶性黑色素瘤》

口腔颌面黏膜恶性黑色素瘤（Oral Mucosal Melanoma，OMM）是一类高度恶性的实体肿瘤，5 年生存率约为 20%，其致病因素、驱动基因、临床表现及治疗手段等与皮肤黑色素瘤差异较大。为提高我国 OMM 的远期生存率和生存质量，上海交通大学医学院附属第九人民医院研究团队牵头制定了《中国肿瘤整合诊治指南（CACA）口腔颌面黏膜恶性黑色素瘤》。该指南是国际上首个 OMM 临床诊治指南。

该指南聚焦中国人群高发的口腔颌面黏膜黑色素瘤，具有以下特点：①建立中国式整合诊治模式，即"冷冻消融→辅助化疗→手术治疗→生物治疗→赝复"，使该疾病 5 年生存率由 20% 提高到 35%；②更新 OMM 的 TNM 分期，与美国国立综合癌症网络（NCCN）、美国癌症联合委员会（AJCC）的头颈黏膜恶性黑色素瘤 TNM 分期相比，在 T3、T4 基础上增加了 T1、T2，填补了临床早期分期的空白，为精准治疗提供了保障；③基于循证医学和医学循证，强调"防 – 筛 – 诊 – 治 – 康"，践行 MDT to HIM（多学科整合诊疗）的新理念。该指南于 2022 年 6 月由天津科技出版社出版。

12. 儿童结核病研究成果获世界卫生组织《儿童结核病诊疗指南》采纳

深圳市第三人民医院研究团队提出诊断儿童结核病可留取粪便样本而无须侵入

---

① WANG Q，ZHAO H，DENG Y，et al. Validation of baveno Ⅶ criteria for recompensation in entecavir–treated patients with hepatitis B–related decompensated cirrhosis[J]. Journal of hepatology，2022，77：1564–1572.

性的采样方案，可在各个层面的医疗系统实施。相关研究成果于 2020 年 10 月发表在 *Journal of Infection*[1]，并被世界卫生组织2022年4月出版的《儿童结核病诊疗指南》推荐。

该指南基于 2014 年发布的《世界卫生组织儿童结核病管理国家规划指南（第二版）》，对儿童及青少年结核病诊断、治疗、关怀管理模式进行了更新。指南针对儿童及青少年结核病管理，明确指出，在具有典型肺结核症状的儿童中，启用 Xpert Ultra 对痰液、鼻咽分泌物、胃液或粪便等样本作为结核病的初始诊断及利福平耐药性检测的工具，而不是痰涂片 / 培养和表型药敏试验。

13. 发布我国首部《老年脆性骨盆骨折临床诊疗指南》

老年脆性骨盆骨折（Fragility Fracture of Pelvis，FFP）为 60 周岁以上、低能量损伤或日常活动应力导致的骨质疏松性骨盆骨折和机能不全性骨盆骨折，近年发生率越来越高。规范 FFP 的诊断及治疗标准，可促进临床工作的精准高效、优化流程，利于提升老年人生活质量。

中华医学会骨科学分会创伤骨科学组、中华医学会骨科学分会外固定与肢体重建学组、国家骨科与运动康复临床研究中心、解放军总医院和河北医科大学附属第三医院制定了我国首部《老年脆性骨盆骨折临床诊疗指南》。该指南针对疑似或明确诊断为 FFP 患者，基于微创骨科（Wright）手术研究改良证据等级推荐系统，采用推荐意见分级的评估、制订及评价分级体系和国际实践指南报告标准，遴选出骨科医生最为关注的 13 个临床问题，最终形成 32 条循证医学推荐意见。该指南有助于提高针对 FFP 的认知和诊疗的科学性，于 2022 年 7 月发表于《中华骨科杂志》[2]。

14. 发布《中国听神经病临床实践指南（2022 版）》

听神经病（Auditory Neuropathy，AN）是一种累及听觉微环路功能的听觉障碍性疾病。随着 AN 发生机制的逐步揭示、诊断检测技术的进步，AN 患者的确诊人

---

[1] LIU X H，XIA L，SONG B，et al. Stool-based Xpert MTB/RIF Ultra assay as a tool for detecting pulmonary tuberculosis in children with abnormal chest imaging: a prospective cohort study[J]. Journal of hepatology，2021，82（1）：84-89.

[2] 中华医学会骨科学分会创伤骨科学组，中华医学会骨科学分会外固定与肢体重建学组，国家骨科与运动康复临床研究中心，等. 老年脆性骨盆骨折临床诊疗指南 [J]. 中华骨科杂志，2022，42：1175-1190.

数日益增多，其精准评估和有效治疗成为耳科学领域的难点和热点，亟须建立与我国医疗实际相符合的临床实践指南。

中国听神经病临床诊断与干预中心、中华医学会耳鼻咽喉头颈外科学分会和国际耳内科医师协会中国分会等共同制定了《中国听神经病临床实践指南（2022 版）》。该指南在 AN 的定义与命名、流行病学、病因与发病机制、临床分型、鉴别与诊断、干预与处理 6 个方面进行了详细论述，强调疾病诊断的一致性、操作流程的规范性、疾病亚型分类、病变部位分类、遗传学精准诊断、个性化干预和自然病程随访。该指南于 2022 年 3 月发表在《中华耳鼻咽喉头颈外科杂志》[①]。

15. 发布《2022 年中国系统性红斑狼疮患者生殖与妊娠管理指南》

系统性红斑狼疮（Systemic Lupus Erythematosus，SLE）是一种好发于育龄期女性的自身免疫性疾病。妊娠是 SLE 患者面临的重要挑战之一。加强 SLE 患者生殖与妊娠管理、规范围妊娠期监测与治疗已迫在眉睫。

北京协和医院联合中国系统性红斑狼疮研究协作组、中国风湿免疫病相关生殖及妊娠研究委员会，发布了《2022 年中国系统性红斑狼疮患者生殖与妊娠管理指南》。该指南结合循证医学证据及专家意见，针对 13 条亟待解决的临床问题，逐一给出指南推荐意见。指南指出，SLE 患者为妊娠高风险人群，应根据患者和胎儿的具体情况规范诊治、严密监测。建议由风湿免疫科医生为主导，协同产科、生殖医学、计划生育学科、儿科、超声科等相关学科，组成多学科协作团队，共同制订最佳诊疗方案，对 SLE 患者的生殖与妊娠进行母婴全程管理。该指南于 2022 年 11 月发表在《中华内科杂志》[②]。

16. 制定卫生行业标准《临床常用生化检验项目参考区间第 10 部分：血清三碘甲状腺原氨酸、甲状腺素、游离三碘甲状腺原氨酸、游离甲状腺素、促甲状腺激素》

血清甲状腺相关激素水平是甲状腺疾病诊断、预后判断、疗效评价及健康评估

---

① 中国听神经病临床诊断与干预多中心研究协作组，中华耳鼻咽喉头颈外科杂志编辑委员会，中华医学会耳鼻咽喉头颈外科学分会，等 . 中国听神经病临床实践指南（2022 版）[J]. 中华耳鼻咽喉头颈外科杂志，2022，57：241-262.

② 国家皮肤与免疫疾病临床医学研究中心，国家妇产疾病临床医学研究中心，中国风湿免疫病相关生殖及妊娠研究委员会，等 . 2022 中国系统性红斑狼疮患者生殖与妊娠管理指南 [J]. 中华内科杂志，2022，61（11）：1184-1205.

的重要依据，其参考区间的准确性、适用性直接影响疾病的诊治效率。

中国医科大学附属第一医院研究团队牵头开展了成人血清甲状腺相关激素参考区间研究，基于研究结果制定了卫生行业标准《临床常用生化检验项目参考区间第 10 部分：血清三碘甲状腺原氨酸、甲状腺素、游离三碘甲状腺原氨酸、游离甲状腺素、促甲状腺激素》（WS/T 404.10—2022），于 2022 年 12 月由国家卫生健康委正式发布，2023 年 6 月 1 日起正式施行。该标准通过覆盖我国多地区的大规模人群抽样，基于严格的健康筛选，以及国内 8 个主流检测平台的分析，建立了适合我国成人（≥ 18 岁）血清三碘甲状腺原氨酸、甲状腺素、游离三碘甲状腺原氨酸、游离甲状腺素、促甲状腺激素的参考区间，研究结果在不同地区的多家医院进行验证，总通过率达 90% 以上，提示本标准适用于全国绝大部分地区。

第四章 2022年临床医学研究热点浅析：罕见病基因治疗技术及产品研发进展

罕见病是一个社会学概念，相对于"常见病"而言，是指患病率很低、很少见的疾病，也称"孤儿病"。中华医学会医学遗传学分会将患病率低于1/500 000，或新生儿发病率低于1/10 000的疾病划入罕见病[①]。目前，全球已知的罕见病超过7000种。虽然每种罕见病的患者数量少，但据世界卫生组织估算，全球共有约3.5亿罕见病患者[②]。我国人口基数巨大，罕见病患者总数估计高达数千万。

罕见病的病因复杂，包括遗传因素、环境因素和感染等。据统计，超过80%的罕见病为遗传性疾病，是由基因突变所致，治疗起来异常困难，仅有不到5%的罕见病拥有有效治疗方法，且需终身反复用药。基因治疗是当前生物医学领域的热点研究方向，旨在通过修正或操纵某个基因的表达或改变活细胞的生物特性，以达到治疗疾病的目的。基因治疗技术的出现，为遗传性罕见病的治疗带来了根本性的改变，可以实现一次给药长期有效，甚至终身治愈[③]。第一个治疗脂蛋白脂肪酶缺乏症（Lipoprotein Lipase Deficiency，LPLD）的基因治疗药物Glybera于2012年在欧洲获批上市后，罕见病基因治疗药物的研发进展迅速，获批数量逐年上升，目前已有23款基因治疗产品上市（表4-1），其中2022年共获批5款产品，创历史新高。随着基因编辑技术迅猛发展及其优势的不断凸显，基因治疗技术和产品研发已成为全球关注热点，并将推动基因治疗行业的蓬勃发展。

---

① 数据来源：《中国罕见病定义研究报告2021》。

② Rare diseases need sustainable options[J]. The lancet，2020，395:660.

③ TAMBUYZER E，VANDENDRIESSCHE B，AUSTIN C P，et al. Therapies for rare diseases：therapeutic modalities，progress and challenges ahead[J]. Nature reviews drug discovery，2020，19（2）：93–111.

一、概述

（一）定义与内涵

基因治疗是指将正常基因或有治疗作用的基因通过一定方式导入患者体内，通过修正或操纵某个（些）基因的表达，以达到治疗疾病的目的。广义的基因治疗药物包括各种通过编码蛋白质起作用的长片段核酸（DNA 或 RNA）药物及主要作用于 RNA 的寡核苷酸药物等；狭义的基因治疗药物主要是指通过各种策略递送的长片段 DNA 或 mRNA 药物，包括质粒 DNA 药物、基于载体的基因治疗药物、基因编辑系统和体外基因修饰的细胞治疗药物等[①]。基因治疗策略按照给药方式可以分为体内（*in vivo*）基因治疗和回体（*ex vivo*）基因治疗。体内基因治疗是利用病毒或非病毒载体直接将治疗基因递送到患者体内；回体基因治疗是分离患者自身的病变细胞，在体外进行基因改造，对细胞进行遗传修饰，然后将修饰后的细胞在体外进行扩增，再回输到患者体内（图 4-1）。

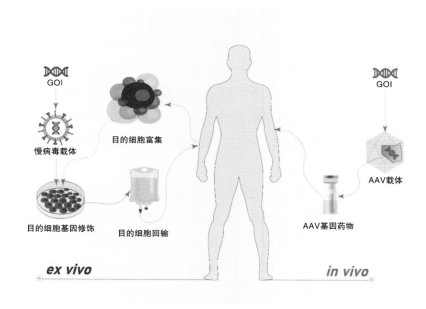

图 4-1　基因治疗技术策略

---

① DUNBAR C E，HIGH K A，JOUNG J K，et al. Gene therapy comes of age[J]. Science，2018，359：4672.

①体内基因治疗。目前获批的体内基因治疗药物主要通过重组腺相关病毒（Recombinant Adeno-Associated Viruses，rAAV）局部注射或静脉注射，将含有治疗基因的重组病毒 DNA 片段递送到靶细胞。AAV 具有安全性好、递送效率高、感染宿主细胞范围广、免疫原性低、在体内表达外源基因时间长等特点，被视为最有前途的基因转移载体之一。不同血清型的 AAV 对不同组织具有感染偏好，可用于体内不同组织和细胞的精确递送。随着高通量筛选和生物信息学等技术的创新发展及有效利用，AAV 血清型变得更加多样，可递送的组织或器官更加丰富，为体内基因治疗药物研发提供了新的路径。除 AAV 外，近年来，在罕见病基因治疗领域，正在尝试通过脂质纳米颗粒（Lipid Nanoparticle，LNP）等非病毒载体递送基因片段，以实现在体治疗目的。

②回体基因治疗。该类药物通常是将患者细胞进行体外基因改造再自体回输，过程中需要将外源 DNA 整合到患者细胞的基因组中才能实现治疗基因的稳定表达，通过重组反转录病毒载体（一类单链 RNA 病毒）进入宿主细胞，之后反转录病毒在胞质内通过反转录酶将自身的单链 RNA 反转录为 DNA，最终形成双链 DNA 结构进入细胞核并随机整合入基因组中。近年来，由于 γ 反转录病毒载体在使用过程中有引发肿瘤的风险，因此逐渐被停用。目前，常用的载体是反转录病毒科的慢病毒（Lentivirus）载体，它能够高效地感染分裂细胞和非分裂细胞，已成为回体基因治疗最常用的基因递送载体之一。用于治疗输血依赖性 β- 地中海贫血的药物 Zynteglo 和治疗早期活动性大脑肾上腺脑白质营养不良的药物 Skysona 均是慢病毒载体基因治疗药物，大多数已上市的 CAR-T 细胞药物的生产过程中也会使用慢病毒作为递送载体。

上述传统的基因治疗方法主要通过额外增加正常功能的基因复制来实现治疗目的，无法对突变的基因进行精确修饰。近年来，快速发展的 CRISPR/Cas 基因编辑技术利用 Cas9 等核酸酶在单向导 RNA（single guide RNA，sgRNA）的引导下识别目标基因组 DNA 或 RNA 片段，并进行特异性切割，有望实现基因组精确高效操作，已成为基因治疗领域的重点研发方向。2020 年，2 位女科学家 Emmanuelle Charpentier 和 Jennifer A. Doudna 因发现并建立 CRISPR 基因编辑系统而荣获诺贝尔化学奖。

（二）发展历程

罕见病基因治疗发展历程不长，但发展速度很快，可以大致分为以下 5 个阶段。

①初步建立基因治疗技术体系，提出疾病基因治疗的设想。美国生物学家西奥多·弗里德曼（Theodore Friedmann）等于 1972 年在 Science（《科学》）上发表了一篇具有划时代意义的前瞻性评论，提出基因治疗人类疾病设想。随后，限制性内切酶、DNA 连接酶和反转录酶等相继被发现，基因重组工程技术快速发展；随着重组病毒载体的出现，基因治疗技术体系于 20 世纪 80 年代初具雏形。

②成功实施首例罕见病基因治疗临床试验，带动基因治疗领域快速发展。基于基因治疗人类疾病的设想，各国科学家不断加大研究力度。1990 年，美国国立卫生研究院（National Institutes of Health，NIH）的研究团队通过反转录病毒在体外将正确编码腺苷脱氨酶（Adenosine Deaminase，ADA）基因整合到重度联合免疫缺陷症（Severe Combined Immunodeficiency，SCID）患者的白细胞基因组中，通过自体回输处理过的细胞，成功治疗了 SCID。这一案例被公认为历史上首例基因治疗临床试验，引领基因治疗领域临床试验呈现爆发式增长。

③基因治疗并发症逐步显现，解决安全性问题成为重点攻关方向。1999 年，美国宾夕法尼亚大学在实施基因治疗项目过程中，一名 18 岁男孩接受腺病毒载体注射 4 天后，因多器官衰竭而死亡。2000 年，法国巴黎内克尔医院报道了通过反转录病毒体外转导正常基因到患者造血干细胞、进行自体回输治疗 SCID 取得初步成功的案例。然而，3 年之后患者出现类似白血病症状。这两起事件使得基因治疗热度下降，同时基因治疗安全问题受到关注。

④全球首款罕见病基因治疗产品获批，依托相关技术体系研发出多款创新药物。基于对 AAV 的深入研究，荷兰生物技术公司 uniQure 于 2012 年研制出全球第一款获欧盟委员会批准的基因治疗产品 Glybera，用于治疗经严格限制脂肪饮食却仍然反复发生胰腺炎或重症胰腺炎的脂蛋白脂酶缺乏症（Lipoprotein Lipase Deficiency，LPLD）患者。此后，以 AAV 为递送载体的基因治疗技术和产品迅猛发展，先后有治疗遗传性视网膜疾病、脊髓性肌萎缩症（Spinal Muscular Atrophy，SMA）、血友病、杜氏肌营养不良（Duchenne Muscular Dystrophy，DMD）等疾病的多款基因治疗产品获批上市。

⑤新技术发展带动罕见病基因治疗研究深度和广度不断拓展，创新产出大幅提升。近 10 年来，随着 CRISPR/Cas 基因编辑技术、基因组技术等前沿技术的快速发展，基因治疗研究领域不断拓展，全球罕见病基因治疗临床试验数量显著增加，创新产出数量和质量均明显提升。主要发达国家医药监管机构陆续批准多款可用于不

同种类罕见病治疗的基因治疗产品，如表 4-1 所示。

表 4-1　罕见病基因治疗已获批上市产品

药品名	适应证	生产商	上市时间和地区	给药途径	作用机制
Glybera	脂蛋白脂酶缺乏症（LPLD）	uniQure	2012 年欧盟	*in vivo*	以 AAV 作为载体，将 *LPL* 基因导入肌细胞
Kynamro	纯合子家族性高胆固醇血症	Ionis Pharmaceuticals / Kastle	2013 年美国	*in vivo*	皮下注射，以人类 *Apo B* mRNA 为靶点发挥治疗作用
Strimvelis	重度联合免疫缺陷症（SCID）	GSK	2016 年欧盟	*ex vivo*	利用反转录病毒将腺苷脱氨酶（*ADA*）基因导入患者自体造血干细胞，转导后进行回输
Spinraza	脊髓性肌萎缩症（SMA）	Ionis Pharmaceuticals	2016 年美国	*in vivo*	通过与 *SMN2* 基因外显子 7 的剪切位点结合，能够改变 *SMN2* 基因的 RNA 剪切，进而增加全功能性 SMN 蛋白的产生
Exondys 51	杜氏肌营养不良症（DMD）	Sarepta Therapeutics	2016 年美国	*in vivo*	与 *DMD* 基因的 pre-mRNA 51 号外显子位置结合，导致在形成成熟 mRNA 后，51 号外显子部分被切除，从而部分修正 mRNA 读码框
Luxturna	*RPE65* 基因突变所致视力丧失	Spark Therapeutics	2017 年美国，2018 年欧盟	*in vivo*	以 AAV2 作为载体，将正常 *RPE65* 基因的功能性拷贝导入患者视网膜细胞
Tegsedi	遗传性转甲状腺素蛋白淀粉样变性（hATTR）	Ionis Pharmaceuticals	2018 年美国	*in vivo*	皮下注射，靶向遗传性转甲状腺素蛋白淀粉样变性（hATTR）的 mRNA，降低 ATTR 蛋白的产生
Onpattro	遗传性转甲状腺素蛋白淀粉样变性（hATTR）	Alnylam / Sanofi	2018 年美国	*in vivo*	靶向转甲状腺素蛋白（ATTR）的 mRNA，降低肝脏中 ATTR 蛋白的产生
Givlaari	成人急性肝卟啉症（AHP）	Alnylam	2019 年美国	*in vivo*	皮下注射，靶向降解 ALAS1 蛋白的 mRNA

续表

药品名	适应证	生产商	上市时间和地区	给药途径	作用机制
Zynteglo	输血依赖性β–地中海贫血	Bluebird bio	2019 年欧盟，2022 年美国	*ex vivo*	利用慢病毒载体将正常的 β–珠蛋白基因拷贝导入患者的造血干细胞，再回输到患者体内
Zolgensma	脊髓性肌萎缩症（SMA）	AveXis	2019 年美国	*in vivo*	scAAV9 载体经静脉输注将正常 *SMN1* 基因导入患者体内
Vyondys53	杜氏肌营养不良症（DMD）	Sarepta Therapeutics	2019 年美国	*in vivo*	靶向抗肌萎缩蛋白 mRNA 前体，在抗肌萎缩蛋白 mRNA 前体剪接过程中，将其中的外显子 53 部分剪切掉，即不出现在成熟的 mRNA 上
Libmeldy	异染性脑白质营养不良（MLD）	Orchard Therapeutics	2020 年欧盟	*ex vivo*	利用慢病毒体外基因修饰自体 CD34+ 细胞，再静脉输注给早发型 MLD 患者
Oxlumo	原发性高草酸尿症 1 型（PH1）	Alnylam	2020 年欧盟	*in vivo*	该 siRNA 药物靶向降解或抑制羟基酸氧化酶 1（HAO1）mRNA
Viltepso	杜氏肌营养不良症（DMD）	Nippon Shinyaku	2020 年美国	*in vivo*	靶向 *DMD* 基因的 mRNA 前体中 53 号外显子位置，导致在形成成熟 mRNA 后，53 号外显子部分被切除，从而部分修正 mRNA 读码框
Skysona	早期脑肾上腺脑白质营养不良（CALD）	Bluebird bio	2022 年美国	*ex vivo*	采集自体造血干细胞，体外经搭载人 *ABCD1* 基因的慢病毒转导修饰后，回输给患者
Amondys45	杜氏肌营养不良症（DMD）	Sarepta Therapeutics	2021 年美国	*in vivo*	靶向 *DMD* 基因的 pre–mRNA 45 号外显子位置，导致在形成成熟 mRNA 后，45 号外显子部分被切除，从而部分修正 mRNA 读码框
Upstaza	芳香族 L–氨基酸脱羧酶（AADC）缺乏症	PTC Therapeutics	2022 年欧盟	*in vivo*	以 AAV2 载体携带编码正常 AADC 酶的基因拷贝
Roctavian	血友病 A	BioMarin Pharmaceutical	2022 年欧盟和美国	*in vivo*	以 AAV5 为载体，使用人源肝特异性启动子 HLP 表达删除了 B 结构域的人凝血因子 8（FⅧ）

中国临床医学研究发展报告

续表

药品名	适应证	生产商	上市时间和地区	给药途径	作用机制
Hemgenix	血友病 B	UniQure	2022 年美国	*in vivo*	利用 AAV5 包装凝血因子 IX（*FIX*）基因的变体 FIX–Padua，通过静脉给药后在肝脏中表达 FIX 凝血因子
Vyjuvek	营养不良性大疱性表皮松解症（DEB）	Krystal Biotech	2023 年美国	外用	利用基因改造后的单纯疱疹病毒（HSV）为载体，包装正常的 *COL7A1* 基因，通过在局部创口涂抹药物凝胶的方式将基因递送至患者细胞内
Elevidys	杜氏肌营养不良症（DMD）	Sarepta Therapeutics / Roche	2023 年美国	*in vivo*	利用 rAAVrh74 递送一个截短型抗肌萎缩蛋白的基因，通过 MHCK7 启动子 / 增强子控制该基因优先在心肌和骨骼肌中表达
Qalsody（tofersen）	肌萎缩侧索硬化（ALS，渐冻症）	Biogen / Ionis Pharmaceuticals	2023 年美国	*in vivo*	靶向编码 *SOD1* 基因的 mRNA，造成其被核糖核酸酶 RNase–H 降解

二、主要国家和地区研发部署及相关政策

伴随着技术的不断进步，基因治疗的有效性和安全性得到显著提高，正在成为全球极具发展潜力的生物医药领域之一，未来发展前景广阔。近年来，各国加大战略布局的力度，并出台相关的监管与产业促进政策，以鼓励和促进罕见病基因治疗创新发展。

（一）国际研发布局及相关政策

1. 美国研发布局及相关政策

（1）美国相关计划与项目

美国多项规划计划支持基因治疗研发。美国白宫 2015 年年底发布《美国国家创新战略》，将基因治疗在内的精准医疗作为未来重点资助领域。2022 年，美国重

118

启"癌症登月计划"支持癌症相关基因治疗研究；同年，美国总统拜登签署行政命令，启动《国家生物技术和生物制造计划》，以促进美国生物技术创新，提升生物制造能力[①]。该计划指出，美国需要发展基因工程技术，以便设计细胞线路（Circuit for Cells），并通过计算机编程的方式对生物学进行可预测的编程操作。基因治疗成为新计划的重点关注方向之一。此外，美国国家生物制药制造创新研究所（National Institute for Innovation in Manufacturing Biopharmaceuticals，NIIMBL）资助多项包括基因治疗在内的新型生物制药制造项目，以把握生物制造行业的创新机遇[②]。

美国国立卫生研究院（NIH）启动基因治疗载体平台试点项目，提升罕见病基因治疗临床试验效率。NIH 国家神经疾病与中风研究所与国家儿童健康与人类发育研究所等于 2019 年 2 月启动基因治疗载体平台（Platform Vector Gene Therapy，PaVe-GT）试点项目[③]。通过使用相同的载体、相同的制造工艺，标准化流程，共享相关数据信息，从而达到提升罕见病基因治疗临床试验效率的目的。此外，美国新成立的高级健康研究计划局（the Advanced Research Projects Agency for Health，ARPA-H）将支持提高药物或基因治疗载体靶向性的分子研究[④]。

（2）美国监管政策

NIH 早在 1974 年就成立了重组 DNA 咨询委员会（Recombinant DNA Advisory Committee，RAC），其职责涵盖审查和讨论人类基因治疗方案。1984 年，FDA 首次对基因治疗产品进行监管。目前，美国已经建立由 FDA、NIH 共同监管的格局，形成由法律、法规、指导原则组成的体系化监管框架。在法律法规层面，与其他生物制品一样，罕见病基因治疗产品要符合《联邦食品、药品与化妆品法案》（FD&C）

① Fact sheet：the United States announces new investments and resources to advance president Biden's national biotechnology and biomanufacturing initiative[EB/OL].（2022-09-14）[2023-07-20]. https：//www.whitehouse.gov/briefing-room/statements-releases/2022/09/14/fact-sheet-the-united-states-announces-new-investments-and-resources-to-advance-president-bidens-national-biotechnology-and-biomanufacturing-initiative/.

② NIIMBL.NIIMBL announces $15.8M to fund 14 new biopharmaceutical manufacturing projects[EB/OL].（2022-08-09）[2023-07-20].https：//niimbl.my.site.com/s/news/a0a3u00000Aglx2AAB/niimbl-announces-158m-to-fund-14-new-biopharmaceutical-manufacturing-projects.

③ National Center for Advancing Translational Sciences.PaVe-GT：paving the way for rare disease gene therapies [EB/OL]. [2023-06-20].https：//pave-gt.ncats.nih.gov/.

④ 杨若南，许丽，李伟，等 .2022 年基因治疗领域发展态势 [J]. 生命科学，2023，35（1）：95-102.

和《公共卫生服务法》的要求，并遵守《美国联邦法规》第 21 章相关规定，FDA
负责监管罕见病基因治疗产品的临床试验与上市审评，以及负责上市后的安全监
管①，具体事务由组织与先进疗法办公室（Office of Tissue and Advanced Therapies,
OTAT）负责。罕见病基因治疗产品可通过快速审评程序进行开发和审评，包括
快速通道认定（Fast Track Designation）、突破性疗法认定（Breakthrough Therapy
Designation）、加速批准（Accelerated Approval）、优先审评（Priority Review），以
及再生医学先进疗法认定（Regenerative Medicine Advanced Therapy Designation,
RMAT）等。在批准上市后，FDA 将继续监测基因治疗产品的安全性和稳定性，生
产商需在规定的时间内通过 FDA 的生物制品报告就相关生产问题解决情况向 FDA
报告。FDA 还会监控由医疗专业人员和其他个人提交的不良事件，根据具体情况
可能需要召回产品或进行额外的研究。为支持罕见病药物（包括基因治疗技术和产
品）开发，FDA 于 2020 年启动"罕见疾病治疗方法加速器"（Rare Disease Cures
Accelerator）计划，以促进构建通用标准化平台②。

　　FDA 围绕罕见病基因治疗产品研发、临床试验、生产和用药后的长期随访等，
出台了多项指南，为相关机构和企业提供了指导和建议。2018 年，FDA 在《再生
医学框架草案》基础上相继发布 6 个基因治疗相关的科学指导文件，作为全面监管
框架的基石，推进基因治疗领域的快速发展。其中，《罕见病的人类基因疗法指南》
（*Human Gene Therapy for Rare Diseases Guidance for Industry*）提供关于临床前、产
品制造和临床试验设计等建议，指导相关产品的研发②；《在产品制造和患者随访
期间，监测反转录病毒载体基因治疗产品中具有复制能力的反转录病毒》提供了在
制造基于反转录病毒载体的基因治疗产品期间，以及在接受基于反转录病毒载体
的基因治疗产品的患者随访监测期间，正确测试反转录病毒复制能力（Replication
Competent Retrovirus，RCR）的建议；《人类基因治疗产品给药后的长期随访》提供
了有关设计长期随访（Long Term Follow-up，LTFU）观察性研究的建议，以便收集
基因治疗产品给药后延迟不良事件数据；《人类基因治疗研究新药申请（INDs）的

---

① FDA. Framework for the regulation of regenerative medicine products [EB/OL]. （2019-05-21）
[2023-07-10].https：//www.fda.gov/vaccines-blood-biologics/cellular-gene-therapy-products/framework-
regulation-regenerative-medicine-products.

② FDA. Human gene therapy for rare diseases guidance for industry [EB/OL]. （2020-01-20）[2023-
07-10].https：//www.fda.gov/media/113807/download.

化学、制造和控制（CMC）信息》[Chemistry, Manufacturing, and Control（CMC）Information for Human Gene Therapy Investigational New Drug Applications（INDs）] 就申办方确保在研基因治疗产品的安全性、均一性、质量、纯度和效力等方面提出了建议。此外，还出台了血友病、视网膜疾病基因治疗指南，专门针对这两种疾病的特殊问题，提供产品开发、临床前测试和临床试验设计的相关建议。2022 年 3 月，FDA 出台《整合人类基因组编辑的人类基因治疗产品》（Human Gene Therapy Products Incorporating Human Genome Editing）指导文件，针对包含人类体细胞基因组编辑的人类基因治疗产品的开发者提出建议，涉及此类产品的设计、制造、测试、临床前安全性评估和临床试验设计等方面[1]。FDA 还针对细胞与基因治疗共同的问题提出建议。NIH 则出台了《关于重组 DNA 分子的研究指南》，从研究层面对基因治疗进行指导。

（3）美国产业促进措施

美国通过建立公私合作联盟，改进相关制造流程，推进罕见病基因治疗成果转化与产业发展。FDA、NIH 与 Biogen 等 10 家制药公司、美国基因与细胞治疗学会（American Society of Gene and Cell Therapy）、国家罕见疾病组织（National Organization for Rare Disorders，NORD），以及国家生物制药制造创新研究所等 5 个非营利组织合作，于 2021 年成立定制化基因治疗联盟（Bespoke Gene Therapy Consortium，BGTC），旨在开发和建立基因疗法平台技术和标准化流程，优化和简化从动物模型到人体临床试验的基因治疗开发过程，加速推进罕见基因治疗研究，以满足罕见疾病患者的医疗需求[2]。BGTC 计划针对不同的罕见疾病开展 8 项临床试验，评估不同的病毒载体，增强相关基因疗法的治疗效果[3]。

---

[1]　FDA. Human gene therapy products incorporating human genome editing[EB/OL].[2023-05-20]. https：//www.fda.gov/regulatory-information/search-fda-guidance-documents/human-gene-therapy-products-incorporating-human-genome-editing.

[2]　FDA.FDA，NIH，and 15 private organizations join forces to increase effective gene therapies for rare diseases [EB/OL].（2021-10-27）[2023-06-20].https：//www.fda.gov/news-events/press-announcements/fda-nih-and-15-private-organizations-join-forces-increase-effective-gene-therapies-rare-diseases.

[3]　NIH.Bespoke gene therapy consortium [EB/OL].[2023-06-20].https：//www.nih.gov/research-training/accelerating-medicines-partnership-amp/bespoke-gene-therapy-consortium.

2. 欧洲研发布局及相关政策

（1）欧洲相关计划与项目

欧盟通过多个框架计划持续资助罕见病基因治疗基础研究和技术开发。欧盟第七框架计划（FP7）、"地平线 2020"和"地平线欧洲"计划资助了多个罕见病基因治疗研发项目，涉及罕见的神经疾病、血液疾病、线粒体缺陷疾病、遗传性肌肉疾病等。从技术角度看，主要有腺相关病毒载体疗法、CAR-T 细胞基因疗法，以及基因编辑疗法等。此外，还启动相关研究项目以改进基因编辑工具、提高基因编辑效率和基因治疗的安全性等。

国家层面，英国实施系列罕见病及基因治疗研究计划并建立研究平台，多方位推进罕见病及基因治疗研究。英国建立罕见病联盟 Rare Disease UK，并实施 Genomics England 计划，启动"10 万人基因组项目"，将罕见病基因检测纳入重点任务[①]。2023 年 2 月，英国政府发布的《2023 英国罕见病行动计划》（*2023 England Rare Diseases Action Plan*）提出的重要行动之一，就是包括基因疗法在内的罕见病新疗法开发[②]。英国医学研究理事会（Medical Research Council，MRC）和英国国家健康研究所（National Institute for Health and Care Research，NIHR）投资 1400 万英镑建立了英国罕见病研究平台及国家罕见病基因治疗的腺相关病毒载体基地[③]。

（2）欧洲监管政策

欧盟主要通过《先进治疗医药产品法规》对基因治疗产品进行监管。欧盟 2007 年颁布的《先进治疗医药产品法规》（Regulation 1394/2007/EC），将细胞、基因和组织产品作为先进治疗医药产品（Advanced Therapy Medicinal Product，ATMP）纳入立法，并为 ATMP 提供了总体的法律框架。该法规规定，欧盟 ATMP 的上市许可要通过集中审批程序，制药公司通过该程序递交上市许可申请（Market Authorization Application，MAA），欧洲药品管理局（European Medicines Agency，EMA）按照集

① Genomics England.Rare disease in the 100 000 genomes project [EB/OL].[2023-06-20]. https：//www.genomicsengland.co.uk/initiatives/100000-genomes-project/rare-disease.

② England rare diseases action plan to tackle health inequalities [EB/OL].（2023-02-28）[2023-06-20]. https：//www.gov.uk/government/news/england-rare-diseases-action-plan-to-tackle-health-inequalities.

③ UK Research and Innovation. National adeno-associated virus（AAV）gene therapy node for rare diseases（NAN4RD）[EB/OL].（2022-12-14）[2023-06-20]. https：//www.ukri.org/wp-content/uploads/2023/01/MRC-300123-RDRPListOfInvitedFullApplications.pdf.

中审批程序对 MAA 进行科学评价。EMA 科学委员会通过提供科学建议、制定指南、孤儿药认定和创新工作组会议的早期对话，在促进创新和研究方面发挥作用[①]。在 2009 年之前，基因治疗产品是由人用药品委员会（Committee for Medicinal Products for Human Use，CHMP）监管，2009 年根据《先进治疗医药产品法规》，成立了先进治疗委员会（Committee for Advanced Therapies，CAT）来负责 ATMP 的监管和咨询。CAT 负责评估和起草 ATMP 的 MAA 意见，CHMP 将进一步评估讨论这些意见并形成最终意见，然后递交给欧盟委员会[②]。在 ATMP 获得批准和上市之后，EMA 将继续监测其安全性和有效性，同时向申请人提供相关科学支持。如果基因治疗药物同时是孤儿药，还应参考孤儿药的相关法规。开发孤儿药的机构和人员可从 EMA 获得指导以加速 ATMP 开发。一旦被 EMA 的孤儿药委员会认定为孤儿药，可以享受集中审批程序、10 年市场独占权、审批费用减免等政策。

（3）欧洲产业促进措施

欧盟通过公私合作促进罕见病基因治疗开发和产业化。欧洲创新药物计划（Innovative Medicines Initiative，IMI）于 2020 年 11 月 1 日启动了"加速先进疗法研究与开发"（Accelerating Research & Development for Advanced Therapies，ARDAT）项目，该项目为期 5 年[③]，由辉瑞和谢菲尔德大学牵头，来自欧洲和美国的 30 多家学术机构、非营利和私营组织参与，目标是提供罕见病基因治疗开发所需的知识、工具和标准，并开发相关工具来评估产品的安全性和有效性，协助监管机构改进对基因治疗的监管，加速推进罕见病基因治疗产品上市[④]。

英国成立学术机构与企业合作联盟，促进儿童罕见病基因治疗开发。伦敦大学学院于 2022 年 9 月成立了罕见病基因治疗联盟，该联盟汇集欧洲的学术机构、监管机构、资助机构、患者团体和新药开发者，旨在为患有罕见疾病的儿童开发有效的新型基因疗

---

① European Medicines Agency.Guideline on the non–clinical studies required before first clinical use of gene therapy medicinal products（EMEA/CHMP/GTWP/125459/2006）[EB/OL].[2023–06–28]. https：//www.ema.europa.eu/en/non–clinical–studies–required–first–clinical–use–gene–therapy–medicinal–products.

② European Medicines Agency.Questions and answers on gene therapy（EMA/CAT/80183/2014）[EB/OL].（2010–01–13）[2023–07–01]. https：//www.ema.europa.eu/en/questions–answers–gene–therapy.

③ IMI.Accelerating research & development for advanced therapies[EB/OL].（2020–10–25）[2023–06–20].https：//www.imi.europa.eu/projects–results/project–factsheets/ardat.

④ ARDAT.Working towards safe and effective advanced therapy medicinal products [EB/OL].（2020–11–01）[2023–06–20].http：//ardat.org/about/ardat–overview/.

法。该联盟的最终目标是探索创建一个独立的、可持续的、非营利的机构，以支持罕见病基因治疗获得上市授权、产品分销，尤其让患者能获得可负担的基因疗法[1]。

（二）国内研究布局及相关政策

1. 我国相关计划与项目

我国多项规划支持基因治疗研发。早在 2006 年发布的《国家中长期科学和技术发展规划纲要（2006—2020 年）》提出，发展基因操作等前沿技术；《"十三五"国家科技创新规划》提出，发展基因治疗等先进高效生物技术；《"十四五"卫生与健康科技创新专项规划》提出，加强颠覆性技术创新，发展基因治疗、免疫治疗、再生修复等关键核心技术并转化应用[2]。

多渠道资助罕见病基因治疗基础研究和产品研发。我国于 2018 年 5 月由 5 个部门联合发布了《第一批罕见病目录》，包含 121 种疾病，首次官方定义了罕见病；于 2023 年 9 月 20 日由 6 个部门联合发布《第二批罕见病目录》，共纳入 86 种罕见疾病，至此我国现有 207 种疾病已正式被纳入国家罕见病目录中；通过重点研发计划、自然科学基金等国家科技计划项目资助开展罕见病基因治疗技术及产品研发。

2. 我国相关监管政策

自 2017 年我国正式加入 ICH 之后，关于基因治疗的相关法律、法规、技术指导原则就与美国、欧盟、日本等主要发达国家和地区相似，同时也有一些符合我国国情的政策规定。

我国出台了一系列技术指南和指导原则，规范基因治疗临床试验、上市审批流程。国务院药品监管部门将由企业主导研发的基因治疗产品纳入治疗用生物制品，按照药品进行监管；上市后的临床应用环节由国家卫健委监管。基因治疗临床试验相关技术标准和质量控制标准方面，国家药品监督管理在《人基因治疗研究和制剂

---

① UCL.New consortium to ensure access to gene therapies for children with rare diseases [EB/OL].（2022-09-22）[2023-06-20].https：//www.ucl.ac.uk/news/2022/sep/new-consortium-ensure-access-gene-therapies-children-rare-diseases.

② 科技部、国家卫生健康委关于印发《"十四五"卫生与健康科技创新专项规划》的通知[EB/OL].（2022-11-18）[2023-06-20].https：//www.most.gov.cn/xxgk/xinxifenlei/fdzdgknr/fgzc/gfxwj/gfxwj2022/202301/t20230116_184248.html.

质量控制技术指导原则》(2003)、《人用重组 DNA 制品质量控制技术指导原则》(2003)
等规范性文件的基础上，于 2022 年发布《体内基因治疗产品药学研究与评价技术指
导原则（试行）》。

　　我国出台系列政策、措施，促进基因治疗监管规范化。国务院办公厅 2021 年 5
月发布的《关于全面加强药品监管能力建设的实施意见》重点支持基因药物等领域
的监管科学研究。我国陆续发布了一系列技术指导原则的征求意见稿，如《基因治
疗产品药学研究与评价技术指导原则（征求意见稿）》和《基因转导与修饰系统药
学研究与评价技术指导原则（征求意见稿）》等，旨在促进我国基因治疗领域监管
方式逐渐规范化。我国出台的基因治疗相关技术指南如表 4-2 所示。

表 4-2　我国出台的基因治疗相关技术指南

时间	发布机构	文件名称
2003 年 3 月	CDE	《人基因治疗研究和制剂质量控制技术指导原则》
2003 年	CDE	《人用重组 DNA 制品质量控制技术指导原则》
2020 年 12 月	药典委	《人用基因治疗制品总论》
2021 年 11 月	CDE	《基因修饰细胞治疗产品非临床研究技术指导原则（试行）》
2021 年 12 月	CDE	《基因治疗产品长期随访临床研究技术指导原则（试行）》
2021 年 12 月	CDE	《基因治疗产品非临床研究与评价技术指导原则（试行）》
2022 年 5 月	CDE	《体外基因修饰系统药学研究与评价技术指导原则（试行）》
2022 年 5 月	CDE	《体内基因治疗产品药学研究与评价技术指导原则（试行）》
2023 年 4 月	CDE	《基因治疗血友病临床试验设计技术指导原则》
2023 年 4 月	CDE	ICH《S12：基因治疗产品非临床生物分布的考虑》实施建议和中文版（征求意见）

注：CDE，国家药监局药品审评中心。

3. 我国相关产业政策

　　国家政府部门出台推动基因治疗快速发展的相关规划。基因治疗作为发展生物
医药产业重要内容列入"十四五"产业发展规划。国家发展改革委 2021 年 12 月印
发的《"十四五"生物经济发展规划》提出，开展前沿生物技术创新，包括发展基

因诊疗、干细胞治疗、免疫细胞治疗等新技术。2021 年 12 月，工业和信息化部、国家发展改革委等九部门联合印发的《"十四五"医药工业发展规划》将基因治疗作为重要的生物药列为医药创新产品产业化工程的重要方向之一，基因治疗的产业化制备技术也被列入该规划中的医药产业化技术攻关工程[①]。

各地政府纷纷制定地方政策，鼓励和推动基因治疗行业发展。北京市于 2021 年出台《北京市加快医药健康协同创新行动计划（2021—2023 年）》，提出要开展核酸和蛋白质检测、基因编辑、新型细胞治疗等前沿关键技术研究，2023 年进一步出台了《北京经济技术开发区关于促进细胞与基因治疗产业高质量发展的若干措施》，提出提升创新研发能力、支持成果产业化落地、优化产业生态、强化科技金融支撑、融入全球创新网络等措施。与此同时，基因治疗被列为《上海市先进制造业发展"十四五"规划》生命健康产业集群重点领域之一，《上海市推动制造业高质量发展三年行动计划（2023—2025 年）》《上海市加快打造全球生物医药研发经济和产业化高地的若干政策措施》等多项政策提出要发展基因治疗和基因编辑等战略性新兴产业。此外，江苏省、河北省、天津市等省份也出台了相关政策促进基因治疗产业高质量发展。

三、主要研究进展及发展趋势

经过几十年的技术积累，基因治疗已经成为一个涉及多种基因修正方式、递送策略和给药方式的蓬勃发展的科学技术方向。基因修正主要通过基因替代和基因编辑等方式实现。基因替代通过将正常基因导入患者体内取代缺陷基因，从而恢复组织正常功能，适用于单基因缺陷引起的罕见病。基因编辑广义上是一种能够改变有机体遗传物质的技术，可以在基因组特定位置进行 DNA 的添加、删除或修改。递送系统是影响基因治疗效果的关键，递送载体主要分为病毒载体和非病毒载体两大类，主流的递送系统包括慢病毒（Lentivirus）载体、腺相关病毒载体、转座子（Transposon）、脂质纳米颗粒（Lipid Nanoparticle，LNP）、电穿孔（Electroporation）等，目前超过 80% 的在研基因治疗药物递送系统使用病毒载体。

---

① 中华人民共和国工业和信息化部 . 关于印发"十四五"医药工业发展规划的通知 [EB/OL].（2022-12-22）[2023-05-10]. https：//wap.miit.gov.cn/jgsj/xfpgys/yy/art/2022/art_01a139dee0b442ce90cc5cdeed3a7333.html.

在实际应用中，根据不同适应证，以上基因修正方式、递送策略和给药方式可以进行各种组合，从而形成不同的基因治疗技术路线。这里重点介绍基于慢病毒载体的基因治疗、基于腺相关病毒载体的基因治疗，以及基因编辑技术的研究进展与发展趋势。

（一）基于慢病毒载体的基因治疗

慢病毒载体（Lentiviral Vector，LVV）可感染多种类型的细胞，包括造血干细胞、神经元、肝细胞、心肌细胞、内皮细胞、肿瘤细胞等，作为反转录病毒载体的迭代产品，经过三代技术改造逐渐提高载体的安全性，现已成为回体（ex vivo）基因治疗策略的理想递送工具。截至 2023 年 8 月，已有 10 余种基于慢病毒载体的药物上市，其中罕见病基因治疗药物有 3 款。

1. 慢病毒载体的发展历程

慢病毒载体由 I 型人类免疫缺陷病毒（Human Immunodeficiency Virus 1，HIV–1）改造而来。HIV–1 病毒粒子大致呈球形，直径约为 100 nm。HIV–1 基因组是二聚体的单链 RNA（+），长度约为 9.2 kb（HIV–1 前病毒基因组的大小约为 9.7 kb），包含编码 19 种蛋白产物的 9 种基因。慢病毒载体可将单链 RNA 基因组反转录成 cDNA 后整合到宿主细胞基因组上，高效而长久地表达外源基因；既能感染分裂细胞也能感染非分裂细胞，具有容纳外源性目的基因片段大、稳定性强、免疫原性低等特点。基于这些优势，慢病毒载体逐渐取代了原先的反转录病毒载体，成为回体基因治疗策略的理想递送工具。

早期的慢病毒载体存在产生野生型 HIV 的风险，如何增加该载体的生物安全性一直贯穿于整个载体的改造发展历程。慢病毒载体的改造大致经历了 3 个阶段。第一代慢病毒载体采用 Naldini 等 [1][2] 构建的三质粒系统：一个包装元件质粒，表达 gag/pol 及各种辅助蛋白；一个包膜蛋白质粒，表达 VSV–G；一个穿梭质粒，携带目的基因。通过三质粒系统，极大地降低了产生具有复制能力慢病毒的可能性。第

[1] ZUFFEREY R，NAGY D，MANDEL R J，et al. Multiply attenuated lentiviral vector achieves efficient gene delivery in vivo[J]. Nature biotechnology，1997，15（9）：871–875.

[2] DULL T，ZUFFEREY R，KELLY M，et al. A third–generation lentivirus vector with a conditional packaging system[J]. Journal of virology，1998，72（11）：8463–8471.

二代慢病毒载体在第一代基础上删去了包装元件质粒中 HIV 的附属基因 *vif*、*vpu*、*vpr* 和 *nef*，以减少产生复制型病毒的风险。这些附属基因的去除增加了载体的安全性，但并不影响病毒的滴度和转染能力。第三代慢病毒载体采用四质粒系统，又增加了两个安全特性：一是构建了自身失活的慢病毒载体，即使存在所有的病毒蛋白也不能转录出 RNA；二是去除了 *tat* 基因，代之以异源启动子序列，原始的 HIV 基因组中的 9 个基因在慢病毒载体中只保留了 3 个（*gag*、*pol* 和 *rev*），将病毒的致病性降到最低，这进一步增加了该慢病毒载体的安全性。目前基因治疗中多采用第三代慢病毒包装系统，利用四质粒共同瞬时转染人胚胎肾 293（Human Embryonic Kidney 293，HEK293）来源（悬浮或者贴壁培养）细胞以产生病毒。改造后的慢病毒载体包含了包装、感染和稳定整合所需的全部遗传信息，携带有外源基因的慢病毒载体在包装质粒、细胞系的辅助下，成为有感染能力的病毒颗粒。

2. 慢病毒载体技术研究热点

当前临床应用的慢病毒载体技术形成于 1998 年，近年来的技术创新主要集中在包膜蛋白的改造和病毒载体大规模生产 2 个方面。

（1）慢病毒载体包膜蛋白改造

HIV-1 病毒所能感染的宿主范围非常窄，为了提高慢病毒载体感染的广谱性，采用水疱性口炎病毒 VSV-G 蛋白来替代 HIV 的 env 包膜蛋白。一方面，VSV-G 蛋白比反转录病毒或者慢病毒的 env 蛋白更加稳定，更加有利于纯化和产业化应用；另一方面，VSV-G 的受体是在细胞膜上广泛表达的 LDL-R，因此宿主细胞范围变得更加广阔。目前，绝大部分慢病毒载体均采用 VSV-G 作为包膜蛋白。但是，VSV-G 具有明显的细胞毒性，导致慢病毒载体生产细胞系在 VSV-G 蛋白高表达时会出现细胞凋亡，限制了其在瞬时转染生产方式中的应用。此外，在 CAR-T 疗法中，静息淋巴细胞的 LDL-R 表达特别低，导致慢病毒载体转导效率不高。目前对于包膜蛋白的改造，主要从提高转导细胞的广泛性和特异性 2 个方面进行优化，以解决现有病毒载体使用剂量高带来残留风险和转导效率低的问题。

（2）慢病毒载体大规模生产

慢病毒载体生产需要使用生物反应器大规模培养细胞，HEK293 细胞及其衍生的 293T 细胞是用于慢病毒生产的使用最广泛的细胞系。最常用的慢病毒生产系统基于瞬时转染，通过快速高效的 293T 细胞与多质粒系统共转染产生病毒。但上述生产操作复杂，不利于扩大生产规模且成本较高，使得替代方案——稳定生产细胞系应运而生。基于稳定细胞系生产慢病毒载体的工艺是将目标基因及病毒包装基因插入生产细胞系，构建可以稳定表达生产目标病毒的细胞系，当细胞系被扩增到一定数量时，无须转染就可以直接生产慢病毒载体。目前大规模生产的首选方式是通过相关基因插入、细胞筛选、建库等步骤创建高性能的稳定细胞系。稳定细胞系操作简便，易于放大，成本低，但其技术难点在于保持病毒高滴度的同时有效控制细胞毒性。

3. 产品研发

慢病毒载体常用于回体基因治疗，通过慢病毒载体递送目标基因至自体靶细胞，再将基因修饰后的靶细胞回输到人体，有可能治愈由发育或功能改变引起的单基因遗传性疾病，如先天性免疫缺陷、红细胞与血小板相关疾病及遗传性代谢性疾病等。截至 2023 年 8 月底，ClinicalTrials.gov 网站显示全球采用慢病毒载体开展的临床试验共 4608 项，其中美国 2520 项、欧洲 778 项、中国 175 项。此外，由于慢病毒载体可整合到宿主基因组中，带来稳定表达的同时，理论上存在整合至功能基因中从而影响正常基因功能的风险。因此临床试验中，还需要对患者进行长期的随访，监测整合带来的潜在风险。

（1）已上市的罕见病慢病毒载体基因治疗产品

目前已有 3 种基于慢病毒载体的基因治疗药物获得 FDA 批准上市：治疗 β– 地中海贫血和镰刀状贫血的 Zynteglo（2019 EMA，2022 FDA）、治疗脑肾上腺脑白质营养不良（CALD）的 Skysona（2021EMA，2022 FDA）和治疗异染性脑白质营养不良（MLD）的 Libmeldy（2020 EMA）。

1）输血依赖性 β– 地中海贫血基因药物 Zynteglo

β– 地中海贫血（β– 地贫）是 β– 珠蛋白基因缺陷导致的遗传性溶血性疾病，我国南方省份是 β– 地贫的重灾区，其中广西 β– 地贫基因携带率为 23%，我国中重度 β– 地贫总患者数约为 30 万人。输血依赖型 β– 地贫患者依赖于终生输血及祛铁治疗，造血干细胞异基因移植是唯一可以根治 β– 地贫的方法，但因费用昂贵、供者来源限制及成年患者移植疗效不佳等因素，临床应用受限。目前 β– 地贫的基因治疗可分为基因替代疗法和基因编辑疗法（详见基因编辑部分）两种。

由 Bluebird Bio 公司开发的 Zynteglo 是基因替代疗法的代表性药物，是一种基于自体造血干细胞的基因药物，适用于治疗需要定期输注红细胞的 β- 地贫患者。Zynteglo 通过慢病毒载体转导自体 CD34$^+$ 细胞，将修饰的 β- 珠蛋白基因的功能拷贝转导到患者的造血干细胞（Hematopoietic Stem Cells，HSC）中，纠正 β- 地贫患者红细胞中的 β/α- 珠蛋白失衡，提升总血红蛋白（Hemoglobin，Hb）至正常水平，从而消除患者对长期输血的依赖。临床研究显示，接受 Zynteglo 输注的 41 名患者中，近 90% 摆脱输血依赖。在安全性方面，经 Zynteglo 治疗的患者需进行至少 15 年的监测以评估潜在的基因组毒性风险。Zynteglo 于 2019 年获 EMA 批准上市，2022 年8 月获 FDA 批准上市，售价高达 280 万美元[①]。Zynteglo 也可拓展至镰刀状贫血症的治疗，已递交商业化上市申请。

国内的上海本导基因技术有限公司、深圳市禾沐基因生物技术有限责任公司、康霖生物科技（杭州）有限公司、中吉智药（南京）生物技术有限公司等企业也在慢病毒载体基因替代疗法方面进行了研究者发起的临床研究，并都获得了良好的临床结果。

2）X 连锁肾上腺脑白质营养不良症基因药物 Skysona

肾上腺脑白质营养不良（Adrenoleukodystrophy，ALD）是一种罕见的 X 染色体连锁代谢疾病，主要影响男性。ALD 主要是由 ABCD1 基因突变引起，这些突变会影响肾上腺脑白质营养不良蛋白（ALDP）的产生，随后导致极长链脂肪酸在肾上腺、大脑及脊髓等器官和组织中积聚，进而引起中枢神经系统脱髓鞘病变和肾上腺皮质萎缩。据估计，每 20 000 ～ 30 000 名男性新生儿中就有一人确诊 ALD，约 40% 的 ALD 患者会发展为脑肾上腺脑白质营养不良（Cerebral Adrenoleukodystrophy，CALD），CALD 通常出现在儿童时期（中位年龄为 7 岁），若不及时治疗控制，病情将恶化为神经系统功能的严重丧失，引起沟通障碍、失明，甚至自主运动能力的完全丧失。

Skysona 是一种用于减缓 4 ～ 17 岁早期活动性 CALD 神经功能障碍进展的药物，通过使用慢病毒载体转导自体造血干细胞，将 ABCD1 基因的功能拷贝添加到患者的 HSC 中，起到治疗疾病的目的。在 II / III 期 Starbeam 临床研究（ALD-102）中，90.6%（29/32）的患者在 24 个月时达到主要评估终点，即在无严重功能障碍的状态下生存。Skysona 于 2021 年 7 月获 EMA 批准上市，2022 年 9 月获 FDA 批准上市，

---

① 来源：https://www.fda.gov/media/160991/download。

定价为 300 万美元 [1]。

3）异染性脑白质营养不良药物 Libmeldy

异染性脑白质营养不良（Metachromatic Leukodystrophy，MLD）是一种罕见的遗传性疾病，是芳基硫酸酯酶 A（Arylsulfatase A，ARSA）基因变异引起 ARSA 活性缺乏所致。ARSA 负责脑苷硫酸盐的脱硫反应，其活性缺乏导致脑苷硫酸盐积聚并损害神经系统和其他器官，进而导致行走困难、神经系统症状逐渐恶化，甚至死亡。据估计，每 100 000 名活产婴儿中约有一名患有 MLD，50% 的患有最具侵袭性的 MLD 儿童在发病后 5 年内死亡。

由 Orchard Therapeutics 公司开发的 Libmeldy 是一种自体 $CD34^+$ 造血干细胞和祖细胞（Hematopoietic Stem/Progenitor Cell，HSPC）基因替代疗法，用于治疗 MLD。此疗法是从患者的外周血中收集自体 $CD34^+$ HSPC，并用慢病毒载体转导，将包含人芳基硫酸酯酶 A 基因功能的拷贝插入细胞基因组中，基因修饰后的细胞能够表达功能性 ARSA 酶。临床研究结果表明，单剂量静脉注射 Libmeldy 可有效改变大多数患者早发性 MLD 病程。Libmeldy 于 2020 年 12 月获 EMA 批准上市 [2][3]，是目前唯一获批的 MLD 疗法。

（2）尚处于临床试验阶段的罕见病慢病毒载体基因治疗

造血干细胞移植（Hematopoietic Stem Cell Transplantation，HSCT）作为常规手段治疗先天性代谢和血液系统缺陷疾病已有 50 多年的历史 [4][5]，但其应用严重受限于移植供者的缺乏和移植物抗宿主病，基于自体造血干细胞和祖细胞遗传修饰的基因治疗技术为上述问题提供了可选择的治疗方案。造血干细胞相关单基因遗传罕见

---

① 来源：https：//www.fda.gov/media/161640/download。

② 来源：https：//www.ema.europa.eu/en/medicines/human/EPAR/libmeldy#overview-section。

③ 来源：https：//www.ema.europa.eu/en/documents/product-information/libmeldy-epar-product-information_en.pdf。

④ CHABANNON C，KUBALL J，BONDANZA A，et al. Hematopoietic stem cell transplantation in its 60s：a platform for cellular therapies[J]. Sci Transl Med，2018，10（436）：9630.

⑤ CARRERAS E，DUFOUR C，MOHTY M，et al. The EBMT handbook：hematopoietic stem cell transplantation and cellular therapies[M].Berlin：springer，2019.

病谱系众多，成为慢病毒载体基因治疗的重要研究领域[①②③]。

目前已开展的基于慢病毒载体的 HSPC 基因治疗临床试验，涉及输血依赖型 β-地中海贫血（β-Thalassemia，TDT）、镰刀状细胞贫血（Sickle Cell Disease，SCD）和丙酮酸激酶缺乏症（Pyruvate Kinase Deficiency，PKD）、X-连锁严重联合免疫缺陷（SCID-X1）ADA 缺乏症（ADA-SCID）、Wiskott-Aldrich 综合征（WAS）、慢性肉芽肿病（Chronic Granulomatous Disease，CGD）、范科尼贫血、黏多糖贮积症 I（MPS I）和III A（MPS III A）等多种罕见病（表 4-3）。

表 4-3 基于慢病毒载体的造血干细胞基因治疗代表性临床试验

适应证	研发机构	缺陷基因	药物	临床阶段	临床登记号
α- 地中海贫血	中吉智药（南京）生物技术有限公司	*HBA*	GMCN508A	I 期（募集）	NCT05757245
	深圳市禾沐基因生物技术有限责任公司	*HBA*	HGI-002	I 期（募集）	NCT05851105
丙酮酸激酶缺乏症（PKD）	Rocket Pharmaceuticals	*PKLR*	RP-L301	I 期（完成）	NCT04105166
Wiskott-Aldrich 综合征（WAS）	Genethon	*WAS*		I / II期（完成）	NCT01347242 NCT01347346
	Orchard Therapeutics	*WAS*	OTL-103	I / II期（完成） III期（完成）	NCT01515462 NCT03837483
慢性肉芽肿病（CGD）	Genethon	*CYBB*	OTL-102	I / II期（完成）	NCT01855685
	University of California，Los Angeles	*CYBB*	慢病毒 G1 型 X-CGD 基因治疗	I / II期（完成）	NCT02234934
范科尼贫血	Rocket Pharmaceuticals	*FANCA*	RP-L102	I 期（完成） II 期（未知）	NCT03814408 NCT04069533 NCT04248439

① DUNBAR C E，HIGH K A，JOVNG J K，et al. Gene therapy comes of age[J].Science，2018，359（6372）：4672.

② NALDINI L. Genetic engineering of hematopoiesis：current stage of clinical translation and future perspectives[J]. EMBO molecular medicine，2019，11（3）：9958.

③ FERRARI G，THRASHER A J，AIUTI A. Gene therapy using haematopoietic stem and progenitor cells[J]. Nat rev genet，2021，22（4）：216-234.

续表

适应证	研发机构	缺陷基因	药物	临床阶段	临床登记号
黏多糖贮积症 I（MPS I）	IRCCS Ospedale San Raffaele	*IDUA*	—	I / II 期（完成）	NCT03488394
黏多糖贮积症III A（MPS III A）	University of Manchester	*SGSH*	OTL–201	I / II 期（完成）	NCT04201405

数据来源：ClinicalTrails.gov 数据库。

　　除上述基于造血干细胞的血液系统或免疫系统疾病，还有其他针对不同靶细胞的慢病毒载体基因治疗的临床探索。目前主要包括基于肺巨噬细胞治疗遗传性肺泡蛋白沉积症（hPAP）、基于表皮干细胞治疗 Netherton 综合征[①] 和基于真皮成纤维细胞治疗隐性遗传性营养不良型大疱性表皮松解症等（表 4–4）。

表 4–4　基于慢病毒载体的其他靶细胞基因治疗代表性临床试验

适应证	临床试验注册号	治疗靶点	靶细胞	给药方式	临床阶段	研发机构
遗传性肺泡蛋白沉积症（hPAP）	NCT05761899	*CSF2RA* 基因	肺巨噬细胞	经支气管镜滴注	I / II	Children's Hospital Medical Center, Cincinnati
Netherton 综合征	NCT01545323	*SPINK5* 基因	表皮干细胞	表皮片移植	I	Great Ormond Street Hospital
隐性遗传性营养不良型大疱性表皮松解症	NCT02493816	*COL7A1* 基因	真皮成纤维细胞	皮内注射	I / II	King's College London
	NCT04213261	*COL7A1* 基因	真皮成纤维细胞	皮内注射	III	Castle Creek Biosciences

数据来源：ClinicalTrails.gov 数据库。

　　除了回体基因治疗方式，研究人员也开展了基于慢病毒载体的体内基因治疗相关研究。例如，将慢病毒载体直接眼内和脑内立体定位注射，治疗视网膜和脉络膜

---

① DI W L, LWIN S M, PETROVA A, et al. Generation and clinical application of gene–modified autologous epidermal sheets in netherton syndrome：lessons learned from a phase 1 trial[J]. Hum gene ther, 2019, 30（9）：1067–1078.

血管增生性眼病 ① 及帕金森病 ② 等。在临床试验中还用到非整合型慢病毒载体，以及来源于马传染性贫血病毒（Equine Infectious Anaemia Virus，EIAV）的慢病毒载体，用于眼内注射治疗新生血管性老年黄斑病变（neovascular Age-related Macular Degeneration，nAMD）等视网膜和脉络膜血管增生疾病①。

（二）基于腺相关病毒载体的基因治疗

体内基因治疗，目前主要采用重组 AAV 载体作为递送系统。AAV 具有安全性好、宿主细胞范围广和在体内表达时间长等特点，AAV 基因治疗药物由于能够在体内长期稳定表达治疗基因，能够实现一次治疗，长期乃至终生有效，因此成为罕见单基因遗传病较为理想的治疗方法之一。截至 2023 年 7 月已获批上市销售的 15 款单基因遗传病基因治疗药中，一半是 AAV 药物。全球正在进行的基因治疗临床试验多达数百项，其中 1/4 以上使用 AAV 载体。

1. AAV 基因治疗药物发展历程

腺相关病毒属细小病毒科（Parvoviridae），其直径 20 ～ 26 nm，由二十面体蛋白衣壳（图 4-2a）和 4.7 kb 左右的线状单链 DNA 基因组组成（图 4-2b），无法自主复制，复制依赖腺病毒、单纯疱疹病毒等辅助病毒，对人类无致病性。目前，自然界各物种上发现的 AAV 变体超过 100 种，其中灵长类分离出的代表性 AAV 血清型涵盖了 AAV1 至 AAV13。不同血清型 AAV 表现出对不同组织器官的亲嗜性。

AAV 于 1965 年首次在实验室的腺病毒制剂中被发现。在对 AAV 进行的早期研究中，科学家们主要将研究方向集中在 AAV 的结构与组成、感染特性和生命周期、DNA 的复制与转录、病毒颗粒的组装等方面，并于 1982 年成功完成了 AAV2 基因组的克隆与测序工作。相关研究为 AAV 基因递送载体的广泛应用奠定了重要基础。

———————

① CAMPOCHIARO P A，LAUER A K，SOHN E H，et al. Lentiviral vector gene transfer of endostatin/angiostatin for macular degeneration（GEM）study[J]. Hum gene ther，2017，28（1）：99-111.

② PALFI S，GURRUCHAGA J M，RALPH G S，et al. Long-term safety and tolerability of ProSavin，a lentiviral vector-based gene therapy for Parkinson's disease：a dose escalation，open-label，phase 1/2 trial[J]. Lancet，2014，383（9923）：1138-1146.

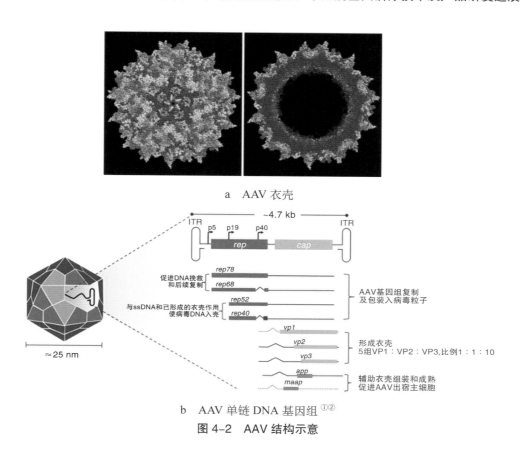

a　AAV 衣壳

b　AAV 单链 DNA 基因组[1][2]

图 4-2　AAV 结构示意

　　由于 AAV 具有安全性高、免疫原性低、感染宿主范围广、体内感染效率高、在宿主细胞内表达时间长、病毒颗粒稳定性高等优点，适用于基因递送载体，因此学术界和产业界对其愈加重视，成为基因治疗领域中最为热门的研究方向之一，近年来相关文献发表数量逐年递增（图 4-3）。

　　① FEDERICO M，KATHERINE A. High；Immune responses to AAV vectors：overcoming barriers to successful gene therapy[J]. Blood，2013，122（1）：23-36.
　　② ELMORE Z C，PATRICK H L，OH D K，et al. The membrane associated accessory protein is an adeno-associated viral egress factor[J]. Nat commun，2021，12（1）：6239.

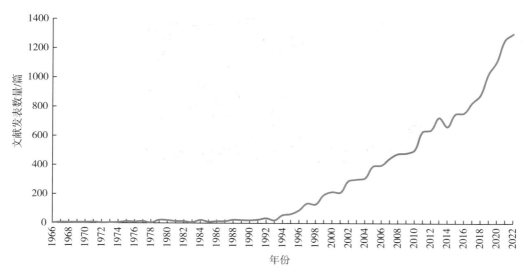

图 4-3　AAV 相关文献发表数量

（数据来源：PubMed）

　　1984 年，野生型 AAV 被改造为基因递送载体，开启基因传递系统和基因治疗载体征程。利用 AAV 衣壳搭载内容各异的基因表达盒，即为重组腺相关病毒（rAAV）基因药物。AAV 基因治疗药物于 1996 年首次用于治疗人类的囊性纤维化。步入 21 世纪，更多的 AAV 血清型被发现及设计，极大地丰富了体内治疗基因递送的 AAV 载体工具箱。2008 年，AAV 基因治疗药物在治疗 Leber 先天性黑蒙症的疗效方面取得了令人信服的证据。2012 年，人类首款 AAV 基因治疗药物 Glybera 被 EMA 批准用于治疗脂蛋白脂酶缺乏症，成功打开 AAV 基因治疗药物商业化的大门。截至 2023 年 7 月，全球共有 7 款 AAV 基因治疗药物获批上市，其适应证均为罕见单基因遗传病（图 4-4）。

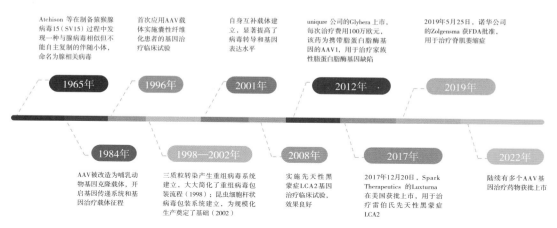

图 4-4　rAAV 载体开发应用简史

在 AAV 载体产生技术方面，科学家于 1998 年建立了三质粒转染产生 rAAV 系统，大大简化了包装流程，该系统目前仍是学术界及产业界使用的主要包装系统。三质粒转染系统在中小规模操作时方便、快捷，但是在规模化生产时操作难度大、成本高。随后，开发出了昆虫细胞 Sf9- 杆状病毒的包装系统，在规模化生产中具有易于放大和低成本优势。近几年，陆续有机构基于此系统开发了诱导型稳定细胞株，可进一步提高病毒产量、降低生产成本。

2. AAV 载体基因治疗研究热点

在 AAV 基因治疗药物研发过程中，围绕如何提高药物特异性、减少脱靶效应、提高药效、扩展适应证、解决给药途径瓶颈，开展了 AAV 衣壳优化、启动子设计、治疗基因工程改造、AAV 包装大尺寸基因表达盒及重复给药等新技术、新方法研究，并取得了较大的进展。

（1）AAV 衣壳优化

AAV 衣壳蛋白决定 AAV 基因治疗药物的特异性、免疫原性，是影响药效的关键要素之一。不同的天然 AAV 血清型具有不同的组织亲嗜性。例如，AAV3、AAV5、AAV6、AAV7、AAV8、AAV9 对于肝脏有较好的感染效率，AAV8、AAV9 对于心肌、骨骼肌、中枢神经系统感染效率较高。在实际应用中，科研工作者发现天然 AAV 血清型的组织亲嗜性仍有提升空间。通过点突变、DNA 改组（DNA Shuffling）、多肽展示（Peptide Display）、AI 设计等策略能够优化 AAV 衣壳蛋白序列。

（2）启动子设计

启动子调控治疗基因的表达效率和组织特异性，是 AAV 基因治疗药物开发的另一关键。较为理想的启动子应具备如下特性：尺寸小、启动效率高、组织特异性强。

（3）治疗基因工程改造

野生型治疗基因尺寸过大、蛋白表达量不足或活力较低，难以满足成药需求，因此采用基因工程改造克服上述缺陷是 AAV 基因治疗药物研究领域的关键环节。

（4）AAV 包装大尺寸基因表达盒

AAV 载体包装基因表达盒的极限长度约为 5 kb，对基因大小限制较多，一些大型基因由于无法截短而难以成药，如 *ABCA4* 基因（CDS 长约 8.9 kb），*DYSFERLIN* 基因（CDS 长约 7.5 kb）。为解决 CDS 大于 5 kb 基因表达盒的包装难题，二元 AAV 载体递送技术成为研究热点。通过将治疗基因分割成两段并分别包装到不同 AAV 载体内，在理想的情况下，二元系统可将治疗基因承载容量扩充到 9 kb。该技术主要的瓶颈在于拼接效率有待提高，当前尚无成熟产品进入临床研究。

（5）AAV 基因治疗药物重复给药

AAV 基因治疗药物进入患者体内后，其药效可能随时间逐渐衰减，而 AAV 基因治疗药物首次给药后会诱导免疫系统产生体液免疫和细胞免疫，制约了患者（尤其是儿童患者）的二次用药。目前，主要的研究思路如下：一是筛选新 AAV 血清型，不被既有中和抗体识别清除；二是干预免疫，降低中和抗体滴度；三是使用特殊蛋白酶切割抗体使其失效，进而创造出给药的时间窗口；四是使用物理方法去除中和抗体。

3. 产品研发

伴随 AAV 载体技术的发展及越来越多基因治疗领域生物技术公司的崛起，近些年不断有 AAV 基因治疗药物经 EMA 或 FDA 批准上市（表 4-5），均针对单基因遗传病。国内相关研究也呈爆发态势，截至 2023 年 7 月，有 25 项临床试验申请（IND）获批，部分已进入 III 期临床试验（表 4-6）。

表 4-5　全球已上市 AAV 基因治疗药物

序号	年份	药名	适应证	研发机构	售价	载体	靶组织	给药途径
1	2012	Glybera	脂蛋白脂酶缺乏症 LPLD	uniQure	100 万欧元	ssAAV1	肝脏	静脉注射

续表

序号	年份	药名	适应证	研发机构	售价	载体	靶组织	给药途径
2	2017	Luxturna	*RPE65* 基因突变引起的遗传性视网膜疾病	Roche / Spark Therapeutics	85 万美元	ssAAV2	眼睛	眼内注射
3	2019	Zolgensma	脊髓性肌萎缩症（SMA1）	Novartis / Averix	212.5 万美元	scAAV9	神经	脊柱鞘内注射
4	2022	Upstaza	芳香族 L– 氨基酸脱羧酶（AADC）缺乏症	PTC Therapeutics	未知	ssAAV2	脑	脑内注射
5		Roctavian	A 型血友病	BioMarin Pharmaceutical	290 万美元	ssAAV5	肝脏	静脉注射
6		Hemgenix	B 型血友病	uniQure	350 万美元	ssAAV5	肝脏	静脉注射
7	2023	Elevidys	杜氏肌营养不良（DMD）	Roche/ Sarepta Therapeutics	320 万美元	ssAAV5	肌肉	静脉注射

表 4–6　国内 IND 获批的 AAV 基因治疗药物

序号	年份	药品	适应证	研发机构	靶组织	给药途径
1	2019	STSG–0002	慢性乙肝	舒泰神（北京）生物制药股份有限公司	肝脏	静注
2	2021	NR082	Leber 遗传性视神经病变（LHON）	纽福斯生物科技有限公司	眼睛	眼内
3		BBM–H901	B 型血友病	上海信致医药科技有限公司	肝脏	静注
4	2022	OAV101	SMA1	诺华制药集团	肌肉	鞘内
5		EXG001–307	SMA1	杭州嘉因生物科技有限公司	肌肉	鞘内
6		GC101	SMA1 / SMA2	北京锦篮基因科技有限公司	神经	鞘内
7		LX101	遗传性视网膜变性（IRD）	上海朗昇生物科技有限公司	眼睛	眼内
8		FT–001	遗传性视网膜变性（IRD）	方拓生物科技有限公司	眼睛	眼内

续表

序号	年份	药品	适应证	研发机构	靶组织	给药途径
9	2022	VGB-R04	B型血友病	上海天泽云泰生物医药有限公司	肝脏	静注
10		ZS801	B型血友病	四川至善唯新生物科技有限公司	肝脏	静注
11		VGR-R01	结晶样视网膜变性（BCD）	上海天泽云泰生物医药有限公司	眼睛	眼内
12		ZVS101e	结晶样视网膜变性（BCD）	北京中因科技有限公司	眼睛	眼内
13		KH631	湿性黄斑变性（wetAMD）	成都弘基生物科技有限公司	眼睛	眼内
14		LX102	wetAMD	上海朗昇生物科技有限公司	眼睛	眼内
15		GC304	高甘油三酯血症伴复发性急性胰腺炎	北京锦篮基因科技有限公司	胰腺	静注
16		GC301	早发型庞贝病（IOPD）	北京锦篮基因科技有限公司	肝脏、肌肉、中枢神经系统等	静注
17	2023	GS1191—0445	A型血友病	苏州华毅乐健生物科技有限公司	肝脏	静注
18		ZS802	A型血友病	四川至善唯新生物科技有限公司	肝脏	静注
19		BBM-H803	A型血友病	上海信致医药科技有限公司	肝脏	静注
20		FT-004	B型血友病	方拓生物科技（苏州）有限公司	肝脏	静注
21		NFS-02	Leber遗传性视神经病变G3460A	纽福斯生物科技有限公司	眼睛	眼内
22		HG004	2型Leber先天性黑蒙LCA2	辉大（上海）生物科技有限公司	眼睛	眼内

续表

序号	年份	药品	适应证	研发机构	靶组织	给药途径
23	2023	AL-001	wetAMD	北京安龙生物医药有限公司	眼睛	眼内
24		EXG102-031	wetAMD	杭州嘉因生物科技有限公司	肝脏	静注
25		JNJ-81201887	继发于年龄相关性黄斑变性的地图样萎缩	杨森研发有限责任公司	眼睛	眼内

从以上国际已上市药物和国内 IND 获批的 AAV 基因治疗研发产品可以看出，罕见的神经系统疾病、血友病和遗传性眼病是当前研发管线布局热点。

（1）脊髓性肌萎缩症基因治疗药物研发

脊髓性肌萎缩症（Spinal Muscular Atrophy，SMA），是一类由脊髓前角运动神经元和脑干运动神经核变性导致肌无力、肌萎缩的疾病，属常染色体隐性遗传病，临床表现为进行性、对称性、肢体近端为主的广泛性弛缓性麻痹与肌萎缩。如果不接受治疗，SMA 患者的肌肉力量将逐步退化，最终会因为呼吸或吞咽等问题导致感染、死亡。脊髓性肌萎缩症 1 型（SMA type 1，SMA1）患者多数 2 岁左右即死亡。

诺华制药公司旗下 AveXis 公司研发的 Zolgensma 是一种基于 AAV9 载体的基因疗法，用于治疗 2 岁以下 SMA1 患者，患者运动神经元存活基因 1（Survival Motor Neuron Gene 1，SMN1）存在双等位基因突变，Zolgensma 只需一次注射给药，就能在中枢运动神经元细胞中长期表达 SMN 蛋白，实现长期缓解甚至治愈。Zolgensma 于 2019 年 5 月获 FDA 批准上市，定价 212.5 万美元，2020 年初获 EMA 批准附条件上市。

Zolgensma（OAV101 注射液）2022 年 1 月在中国获批临床试验，现已进入Ⅲ期临床试验阶段。杭州嘉因生物科技有限公司研发的 EXG001-307 注射液于 2022 年 6 月获得批准，是国内首个进入 IND 阶段的用于治疗 SMA1 的 AAV 基因治疗产品。北京锦篮基因科技有限公司的 GC101 也于 2022 年获得 IND 批件。

（2）血友病基因治疗药物研发

血友病是一类遗传性出血性疾病，包括 A 型血友病（HA）和 B 型血友病（HB），分别表现为凝血因子Ⅷ（FⅧ）和凝血因子Ⅸ（FⅨ）缺乏。FⅧ和 FⅨ都由肝脏产生。目前，终生外源性凝血因子替代治疗仍为血友病主要治疗手段。血友病具有单基因遗传病和凝血因子不需要精确调控等特点，基因治疗为治愈该病带来希望。目前广泛认为 AAV 载体是血友病基因治疗最安全且最合适的病毒载体，已有 2 款血友病 AAV 基因治疗药物获批上市，多款药物处于III期临床试验阶段。

2022 年 8 月，Biomarin 公司的 A 型血友病基因疗法 Valoctocogene roxaparvovec 获得 EMA 批准上市，商品名为 Roctavian，2023 年 6 月获得 FDA 批准上市。Roctavian 为全球首款 A 型血友病基因疗法，定价为 290 万美元。Roctavian 使用 AAV5 载体递送表达 F VIII，患者只需要接受一次治疗，肝细胞就可以持续表达 F VIII，从而减少静脉 F VIII 输注需求。Roctavian 治疗后，患者平均年化出血率（ABR）从 5.4 次降低到 2.6 次，降低 52%，中位年化出血率（ABR）从 3.3 次降低到 0.3 次，降低 90%。

2022 年 11 月 FDA 批准了 CSL Behring 与 UniQure 公司联合开发的 Hemgenix（etranacogene dezaparvovec–drlb）上市。Hemgenix 是第一款被批准用于治疗 B 型血友病的基因疗法。Hemgenix 由携带 F IX 基因的 AAV5 载体组成，将 F IX 的 Padua 基因变体（FIX Padua）携带到肝脏的靶细胞中，产生比正常 F IX 活性高出 5～8 倍的 F IX 蛋白，提高血液中 F IX 水平，从而限制出血发作。该 AAV5 载体会保留在肝脏的靶细胞内，但通常不会整合进人体自身的 DNA 中。一旦输注后，该 AAV5 载体允许肝细胞产生稳定水平的 F IX。Hemgenix 定价为 350 万美元，是迄今最贵的基因治疗药物。

在国内 AAV 基因治疗研发领域，血友病基因治疗堪称最热门的赛道之一。截至 2023 年 8 月，获得 IND 批件的共有 3 款 A 型血友病产品和 4 款 B 型血友病产品，正在进行 I～III期临床试验。其中，由上海信致医药科技有限公司自主研发的基因治疗药物 BBM–H901 注射液于 2021 年 8 月获批，是国内第一个获批进入 IND 阶段的 B 型血友病 AAV 基因治疗药物，目前已进入III期临床试验阶段。

（3）芳香族 L– 氨基酸脱羧酶缺乏症基因治疗药物

芳香族 L– 氨基酸脱羧酶缺乏症（Aromatic L–amino Acid Decarboxylase Deficiency，AADCD）是一种罕见的遗传疾病，由多巴脱羧酶（Dopa Decarboxylase，DDC）基因的双等位基因突变导致。该疾病会引发运动和非运动功能障碍，患者通常在出生后的第一年内出现临床症状，包括发育迟缓、肌张力弱、四肢运动无法控制等，严重情况下可能导致患者残疾，并伴有痫样动眼危象、睡眠障碍、感染、进食和呼吸问题等。

由 PTC Therapeutics 公司研发的 Upstaza 是一种 AAV2 载体的一次性体内基因

疗法。通过将功能性的 DDC 基因直接传递到壳核，增加 AADC 的表达并恢复多巴胺的产生，以纠正潜在的遗传缺陷。研究显示，在 26 名接受了 Upstaza 治疗的 AADCD 患者中，治疗后的 12 个月内，运动和认知功能得到快速改善，并持续随访了 5 年以上。Upstaza 于 2022 年 7 月获 EMA 批准上市，是全球首个直接脑内注射的一次性基因疗法。

（4）遗传性眼病基因治疗药物研发

目前，全球有 10 多家公司从事眼科基因治疗的研发，如跨国药企诺华，美国的 Spark Therapeutics、AGTC、Regenxbio，法国的 Genesight，英国的 MeiraGTx、Quethera 等，每家关注 1～2 种眼科遗传病，疾病领域有重合也有差异。2017 年年底，FDA 批准 Spark Therapeutics 新型基因疗法 Luxturna（voretigene neparvovec-rzyl）用于治疗证实有 *RPE65* 突变相关视网膜营养性萎缩的患者，这种病可导致视力丧失，在某些患者中可能引起完全失明。Luxturna 是在美国获批的首例针对特定基因突变引起疾病的基因治疗药物。Luxturna 使用 AAV2 载体，将正常 *RPE65* 基因的功能拷贝导入患者视网膜细胞，使相应细胞表达正常的 RPE65 蛋白，从而改善患者视力，定价 85 万美元。

在国内，也有不少机构在开展相关研究工作，截至 2023 年 7 月，IND 获批项目中，11 项是针对遗传性眼病，其中 4 项适应证为湿性黄斑变性（wetAMD），2 项为 Leber 遗传性视神经病变（LHON），2 项为结晶样视网膜变性（BCD）。

在遗传性眼部疾病方面，国内进展最为迅速的是由纽福斯生物科技有限公司研发的用于治疗 ND4 突变引起的 Leber 遗传性视神经病变的 AAV 产品 NR082 眼用注射液，于 2021 年 3 月获批临床试验，成为国内首个获得临床试验许可的眼科体内基因治疗药物，目前已进入III期临床试验阶段。

（三）基因编辑技术

传统的基因治疗主要通过额外增加正常功能的基因拷贝来进行，但是无法对突变的基因进行精确的修饰。随着 2012 年 CRISPR/Cas 基因编辑技术被发明，其精准、高效的 DNA 编辑能力，为基因治疗领域带来了革命性的技术，并迅速带动了该领域的高速发展，产品研发管线迅速增加。但总体而言，基因编辑技术的临床应用还处于早期探索阶段，尚无产品获批上市，其安全性和有效性还需要更多的临床试验加以验证。

1. 基因编辑技术发展历程

传统的基因编辑技术最初依赖于同源重组（Homology Directed Repair，HDR），即人工设计外源 DNA 与基因组中相应部分发生同源重组，将重组载体中的 DNA 序列整合到内源基因组中，从而达到改造基因的目的。在这个过程中，基因组必须在特定位点产生双链断裂（Double-Strand Break，DSB），诱导有机体通过非同源末端连接（Non-Homologous End Joining，NHEJ）或 HDR 来修复 DSB，从而实现基因靶向修饰。真核生物中同源重组自然发生频率极低，基因编辑的成功依赖的是一把好用的"分子剪刀"，即可以有效且精确地"剪切"基因组，人为诱导产生 DSB，可大大提高基因编辑的效率。随着研究的深入，科学家发现了基于蛋白质的核酸酶技术，改造的核酸酶可以很好地作为"分子剪刀"。

在 20 世纪 80 年代后期发现的巨型核酸酶（Meganuclease）具有高度的特异性，但设计靶向特定序列的人工巨型核酸酶昂贵且耗时，因此无法被广泛应用[①]。 随后，锌指核酸酶（ZFN）和转录激活物样效应核酸酶（TALEN）被分别称为第一代和第二代基因编辑技术。相比之下，TALEN 与靶标 DNA 的亲和力要比 ZFN 强，基因编辑的特异性更好[②]。但是，无论是 ZFN 技术还是 TALEN 技术，都依赖蛋白质对 DNA 序列的特异性识别，因此组装的复杂性及脱靶效应是它们无法在基因编辑领域广泛应用的主要原因。

成簇的规律间隔的短回文重复序列（Clustered Regularly Interspaced Short Palindromic Repeats，CRISPR）是继上述技术后出现的第三代也是应用最广泛的基因编辑技术。2012 年，CRISPR/Cas9 技术被首次报道[③]，该改良的基因编辑工具可以在体外和原核生物中高效且方便地编辑基因组。2013 年，华人科学家张锋率先证明了 CRISPR/Cas9 可以对真核细胞，特别是对哺乳动物细胞进行高效的基因编

---

① CHOULIKA A，PERRIN A，DVJON B，et al. Induction of homologous recombination in mammalian chromosomes by using the I-sceisystem of saccharomyces cerevisiae[J]. Mol cell biol，1995，15（4）：1968-1973.

② GAJ T，GERSBACH C A，BARBAS C F. ZFN，TALEN，and CRISPR/Cas-based methods for genome engineering[J]. Trends biotechnol，2013，31（7）：397-405.

③ JINEK M，CHYLINSKI K，FONFARA I，et al. A programmable dual-RNA-guided DNA endonuclease in adaptive bacterial immunity[J]. Science，2012，337（6096）：816-821.

辑[①]。CRISPR/Cas9 基因编辑系统只要合成一个具有引导结构域的 sgRNA，就可以精确地靶向目标序列并对其进行高效的切割。正是由于 CRISPR/Cas9 具有高效、精准且操作简便的特性，其成为划时代的基因编辑技术，正在彻底改变生物医学基础研究和临床研究领域。2023 年，张锋团队在真核生物中发现了第一个由 RNA（ωRNA）引导的 DNA 切割酶（Fanzor），同样可以对基因组进行精确的编辑[②]。相比 CRISPR/Cas9 系统，Fanzor 非常小，仅为 Cas9 的 1/3，这使之更容易被改造并递送到细胞或组织中，在基因治疗领域应用前景巨大。随着研究的深入，后续应该会有越来越多的基因编辑系统被发掘。

2. 基因编辑技术研究热点

（1）CRISPR 系统的有效性和安全性

gRNA 的设计和优化是 CRISPR 系统研究中的热点问题之一。已有实验表明 CRISPR/Cas9 具有脱靶效应，即该系统会切割基因组中某些与 gRNA 不完全匹配的序列，而在不希望被编辑的位置上产生 DSB，可能会带来非常严重的后果，特别是可能影响 CRISPR 系统在临床上的应用。研究人员需要根据具体的应用需求和实验条件，设计出具有特定靶向性和稳定性的 gRNA 分子，提高 CRISPR 的性能。在哺乳动物细胞系体内进行高通量的 gRNA 活性测定的结果近年已有报道，研究人员利用体内 gRNA 切割效率和脱靶效率的数据并结合人工智能机器学习算法，精准预测 gRNA 的活性和特异性，并借此开发了 gRNA 预测网站。这些工具的快速迭代，可以辅助科研人员或医疗人员更加方便地选择高效且安全的 gRNA 进行基因编辑，促使基因编辑在多个领域的广泛应用。

（2）改进脱靶位点检测技术

常用的脱靶位点检测技术包括 GUIDE-seq、Digenome-seq、CIRCLE-seq、SITE-seq、IDLV、HTGTS 和 BLESS 等。目前，大多数脱靶检测技术都基于测序，虽然可以提供无偏倚、较全面的脱靶位点信息，但由于染色质可及性等原因，仍可能会错过一些脱靶事件，导致假阴性结果。因此，开发更灵敏、更精确的脱靶检测

---

① CONG L，ANN R F，COX D，et al. Multiplex genome engineering using CRISPR/Cas systems[J]. Science，2013，339（6121）：819–823.

② SAITO M，XU P，FAVRE G，et al. Fanzor is a eukaryotic programmable RNA-guided endonuclease[J]. Nature，2023，620（7924）：660–668.

技术是基因编辑技术的挑战，未来优化策略包括：提高检测灵敏度、开发定制化脱靶技术、实现在体和实时检测、与大数据科学融合等。

（3）载体优化技术

载体优化技术可提高基因递送效率，增强靶向特异性和体内安全性，实现更高效安全的治疗。常见的载体优化方向：一是改良现有的AAV、慢病毒载体及脂质体等非病毒载体，提高载体的运载能力和递送效率；二是研发新型载体，开发瞬时性的新型基因编辑递送系统，以mRNA、蛋白或RNP的形式完成基因编辑工具的递送；三是提高靶向精确性，通过定制载体表面的功能分子实现对特定受体、配体或细胞表面分子的靶向，以此选择性地识别和结合靶细胞，从而将药物精确递送至特定类型的细胞、组织或器官中。

（4）基因编辑系统衍生技术

为实现更加精确的基因纠正，碱基编辑器（Base Editors，BE）[1]技术和先导编辑（Prime Editing，PE）[2]技术应运而生。碱基编辑器可以在无双链断裂和DNA供体模板的情况下精确纠正点突变。相较于传统核酸酶的基因编辑，碱基编辑器在安装或纠正点突变方面的优势使得其发展迅速，从体内外动物模型治疗到新型脱氨酶的发现再到可以通过单一AAV载体递送更紧凑碱基编辑器的开发应用，逐渐形成了高效完整的碱基编辑器体系。先导编辑可以在同样不引入DSB和不使用供体模板的背景下，高效完成所有类型的单碱基转换、小型插入和缺失，展现出了较高的特异性。在已有精确碱基插入和删除的基础上，有研究报道了通过TwinPE进行较大序列的删除和插入、致病位点重复核苷酸的替换，以及将TwinPE与LSR（Bxb1）结合，实现超长片段的插入，更加完善了先导编辑的用途[3]。

3. 产品研发

（1）血红蛋白病基因编辑治疗药物

TDT和SCD是全球最常见的单基因疾病，这两种疾病都是由血红蛋白β亚基基

---

① GAVDELLI M. Programmable base editing of A·T to G·C in genomic DNA without DNA cleavage[J]. Nature，2017，551（7681）：464-471.

② ANZALONE A V，RANDOLPH P，DAVIS J，et al. Search-and-replace genome editing without double-strand breaks or donor DNA[J]. Nature，2019，576（7785）：149-157.

③ AWAN M J A，ALI Z，AMIN L，et al. Twin prime editor：seamless repair without damage[J]. Trends biotechnol，2022，40（4）：374-376.

因（*HBB*）突变引起的。自体干细胞体外修饰后回输基因疗法有潜力成为治愈 SCD 和 TDT 患者的方法之一，大量企业和科研机构首选上述疾病开展基因编辑治疗药物研究。早期临床试验初步显现了基因编辑治疗药物的有效性和良好的安全性。

Vertex 和 CRISPR Therapeutics 研发的 CTX001 是一项采用 CRISPR/Cas9 靶向 *BCL11A* 红细胞特异性增强子以增加胎儿血红蛋白（HbF）表达的疗法。参与 II/III 期临床试验的第一个患者已摆脱输血依赖。HbF 水平原来为 0.3 g/dL，第 18 个月增至 13.1 g/dL。2022 年进行了关于 CTX001 的一项 III 期临床试验和一项 III b 期临床试验。在 44 名接受治疗的 TDT 患者中，42 名患者达到最长无输血时长 37.2 个月，另外 2 名患者在输血的情况下，输血量分别减少 75% 和 89%；在 31 名以反复性血管闭塞性危机（Vaso-Occlusive Crisis，VOC）为特征的严重 SCD 患者中，HbF（前两年平均每年 3.9 次 VOC）在该疗法输注后，随访期间（2.0～32.3 个月）均未出现 VOC，到第 4 个月，SCD 患者的平均 HbF 约占总 Hb 水平的 40%，并在此后保持不变。

Editas Medicine 研发的 EDIT-301 是一种用于治疗严重的 SCD 和 TDT 的基因编辑治疗药物。EDIT-301 由患者来源的 CD34$^+$ 造血干细胞和祖细胞组成，在 γ- 珠蛋白基因（*HBG1* 和 *HBG2*）启动子处使用高度特异和高效的专有工程 AsCas12a 核酸酶编辑。两位接受治疗的患者均表现出稳定的中性粒细胞和血小板定植。在治疗后 5 个月，第一名患者的总血红蛋白为 16.4 g/dL，HbF 占比为 45.4%。患者 95% 以上的血红细胞中的 HbF 水平增加，并且超过了抑制血红细胞镰刀化的阈值。在安全性方面，EDIT-301 耐受性良好，两名患者均未发生任何血管闭塞事件，未报告与药物相关的不良事件。

Beam 研发的 BEAM-101 是第一个针对 SCD 的碱基编辑治疗药物。BEAM-101 采用碱基编辑（BE）技术体外编辑细胞，在 HbF 基因调控区域修改基因产生保护性突变的组合，数据显示，HbF 基因调控区 *HBG1* 和 *HBG2* 的靶位点有 80% 的编辑，并且在人体 CD34$^+$ 细胞中产生了超过 60% 的 HbF 上调，以补偿 SCD 中成人血红蛋白的缺乏。

国内有 7 家关于血红蛋白病的研发公司，博雅辑因（北京）生物科技有限公司的 ET-01 目前处于临床 II 期，是利用 CRISPR/Cas9 基因修饰 *BCL11A* 红系增强子的自体 CD34$^+$ 造血干祖细胞注射液。上海邦耀生物科技有限公司的 BRL-101 处于临床 I 期，广州瑞风生物科技有限公司的 RN001 也已通过 IND 申请，其他均处于临床前研究阶段（表 4-7）。

表 4–7 基于基因编辑 HSC 的 ex vivo 临床试验

临床号	临床阶段	药物名称	靶基因	核酸酶	供体模板	公司	所在国家	起始年份
NCT03745287	II / III	CTX001	*BCL11A*	CRISPR–Cas9	—	Vertex Pharmaceuticals, CRISPR Therapeutics	美国、英国、加拿大、意大利、法国、比利时、德国	2018
NCT05329649	II	CTX001	*BCL11A*	CRISPR–Cas9	—	Vertex Pharmaceuticals, CRISPR Therapeutics	美国、意大利	2022
NCT05477563	III	CTX001	*BCL11A*	CRISPR–Cas9	—	Vertex Pharmaceuticals, CRISPR Therapeutics	美国	2022
NCT04443907	I / II	OTQ923	*BCL11A*	CRISPR–Cas9	—	Novartis Pharmaceuticals, Intellia Therapeutics	美国、意大利	2020
NCT03653247	I / II	BIVV003	*BCL11A*	Zinc finger nuclease	—	Sangamo Therapeutics	美国	2019
NCT05145062 (long–term follow up)	N/A	BIVV003	*BCL11A*	Zinc finger nuclease	—	Sangamo Therapeutics	美国	2021
NCT04853576	I / II	EDIT–301	*HBG1/HBG2*	CRISPR–Cas12a	—	Editas Medicine	美国、加拿大	2021
NCT05544894	I / II	EDIT–301	Hemoglobin Subunit Gamma 1/2–HBG1/2 promoter	CRISPR–Cas12a	—	Editas Medicine	美国	2022

续表

临床号	临床阶段	药物名称	靶基因	核酸酶	供体模板	公司	所在国家	起始年份
NCT05456880	I/II	BEAM-101	HBG1/HBG2	BE	—	Beam Therapeutics	美国	2022
		BEAM-102	HBB	BE	—	Beam Therapeutics	美国	
NCT04774536	I/II	CRISPR-SCD001	HBB	CRISPR-Cas9	单链模板	University of California	美国	2022
NCT04819841	I/II	GPH101	HBB	CRISPR-Cas9	rAAV6	Graphite Bio	美国	2021
—	临床前	GPH102	HBB	CRISPR-Cas9	rAAV6	Graphite Bio	美国	—
CXSL2000299	II	ET-01	BCL11A	CRISPR-Cas9	—	博雅辑因（北京）生物科技有限公司	中国	2020
NCT05577312	I	BRL-101	BCL11A	CRISPR-Cas9	—	上海邦耀生物科技有限公司	中国	2022
—	IND通过	RN001	HBG1/HBG2	CRISPR-Cas9	—	广州瑞风生物科技有限公司	中国	—
—	临床前	GEN7010	—	BE	—	苏州新芽基因生物技术有限公司	中国	—
NCT04205435	I/II	CVS-654	HBB	CRISPR-Cas9	—	上海邦耀生物科技有限公司	中国	2021

（2）Leber 先天性黑蒙症 10 型基因编辑治疗药物

Leber 先天性黑蒙症 10 型（Leber Congenital Amaurosis 10，LCA10）是由 *CEP290* 基因 IVS26 突变导致的致盲疾病，对于这种严重的罕见疾病，目前尚无有效的治疗方法。EDIT-101 是由 Editas 公司开发的一种体内 CRISPR/Cas9 基因组编辑药物，旨在用 AAV5 导入 Cas9 和两条 gRNA 以删除 IVS26 突变，修复 CEP290。Editas 于 2021 年 9 月公布了 EDIT-101 临床试验的初步结果。研究显示，该疗法对患者是安全的。2022 年 11 月 17 日，Editas 在公布其体内基因编辑疗法 EDIT-101 Ⅰ / Ⅱ 期试验的临床数据之后，宣布将暂停新患者的招募。接受治疗的 14 名遗传性失明患者中只有 3 名患者的治疗结果达到了预期，该公司确定只有纯合子患者会对这种疗法产生反应，患者群体较小，EDIT-101 疗法在商业上的可行性较小[①②]。

（3）转甲状腺素（ATTR）淀粉样变性基因编辑治疗药物

转甲状腺素（Amyloid Transthyretin，ATTR）淀粉样变性是由转甲状腺素（TTR）基因的特定点突变导致的蛋白质错误折叠引起的疾病，由肝脏产生的突变 TTR 蛋白在心脏和神经元中沉积可致残甚至致命，患者通常在症状出现后 2 ～ 15 年内死于该病。NTLA-2001 是由 Intellia 公司开发的注射脂质体递送 Cas9 mRNA 和 gRNA 至肝细胞的实验性疗法。2022 年 6 月，Intellia 公布了 NTLA-2001 疗法的中期临床试验结果，结果显示在治疗后 2 ～ 12 个月的随访期，患者的血清 TTR 持续保持低水平[③④]。

① Single ascending dose study in participants with lca10[EB/OL]. [2022-12-05].https：//clinicaltrials. gov/study/NCT03872479.

② Editas medicine announces clinical data demonstrating proof of concept of EDIT-101 from Phase 1/2 BRILLIANCE trial[EB/OL].[2023-05-20].https：//ir.editasmedicine.com/news-releases/news-release-details/editas-medicine-announces-clinical-data-demonstrating-proof.

③ Study to evaluate safety，tolerability，pharmacokinetics，and pharmacodynamics of NTLA-2001 in patients with hereditary transthyretin amyloidosis with polyneuropathy（ATTRv-PN）and patients with transthyretin amyloidosis-related cardiomyopathy（ATTR-CM）[EB/OL].（2022-12-02）[2023-05-20]. https：//clinicaltrials.gov/study/NCT04601051.

④ Intellia Therapeutics. Intellia and regeneron present updated interim data from phase 1 study of CRISPR-based NTLA-2001 for the treatment of transthyretin（ATTR）amyloidosis demonstrating that deep serum TTR reductions remained durable after a single dose[EB/OL].[2023-05-20].https：//ir.intelliatx.com/news-releases/news-release-details/intellia-and-regeneron-present-updated-interim-data-phase-1.

（4）遗传性血管性水肿基因编辑治疗药物

遗传性血管性水肿（Hereditary Angioedema，HAE）是一种罕见遗传性疾病，大约 50 000 人中有 1 人患病。其特征是身体各个器官和组织中出现严重、反复和不可预测的炎症发作，让患者倍感痛苦、衰弱，甚至危及生命。目前的治疗选择通常是终生治疗，需要每周两次慢性静脉内给药或皮下注射给药，或每天口服给药。但即使长期用药，仍会发生突发性发作。而抑制激肽释放酶（Kallikrein）是一种经过临床验证的预防 HAE 的策略。Intellia 公司研发的 NTLA-2002 的治疗原理是通过 LNP 递送 CRISPR/Cas9 基因编辑靶向肝脏细胞的 *KLKB1* 基因，从而抑制激肽释放酶的产生，进而抑制缓激肽（Bradykinin）的产生，而缓激肽的过度产生会导致 HAE。2023 年 3 月 2 日，FDA 批准了 NTLA-2002 的 IND 申请[1][2]。

（5）家族性高胆固醇血症基因编辑治疗药物

家族性高胆固醇血症（Familial Hypercholesterolemia，FH）是一种可导致血液中低密度脂蛋白胆固醇（Low-Density Lipoprotein Cholesterol，LDL-C）升高的遗传性疾病。出生时高水平的 LDL-C 将加速动脉粥样硬化性心血管疾病（AtheroSclerotic Cardio-Vascular Disease，ASCVD）的发展，增加发生心血管疾病的风险。研究发现 *PCSK9* 基因的失活可以降低 LDL-C 水平，市场上治疗 FH 的药物，如 Amgen 公司研发的 *PCSK9* 抑制剂 Repatha，需每两周给药一次。Verve Therapeutics 公司开发的 VERVE-101 一次性治疗方案是通过脂质纳米颗粒（LNP）递送的碱基编辑器（Base Editor）实现的，通过对 *PCSK9* 基因特定位点的替换，永久关闭肝脏中 *PCSK9* 基因的表达，从而降低 LDL-C 水平，实现对包括 FH 在内的心血管疾病的预防和治疗。Verve Therapeutics 已开始 VERVE-101 的 I b 期临床试验，预计将在 2023 年报告初步临床数据[3]。

---

① NTLA-2002 in adults with hereditary angioedema（HAE）（NTLA-2002）[EB/OL].[2023-06-18]. https：//clinicaltrials.gov/study/NCT05120830.

② Intellia therapeutics announces fda clearance of investigational new drug（IND）application for NTLA-2002，an in vivo CRISPR-Based investigational therapy for the treatment of hereditary angioedema （HAE）[EB/OL].[2023-06-18].https：//ir.intelliatx.com/news-releases/news-release-details/intellia-therapeutics-announces-fda-clearance-investigational.

③ A study of VERVE-101 in patients with familial hypercholesterolemia and cardiovascular disease[EB/OL].[2023-05-16].https：//clinicaltrials.gov/study/NCT05398029.

四、我国面临的机遇与挑战

随着罕见病基因治疗研究的迅猛发展，一系列关键技术取得创新突破，转化应用初见成效，相关政策不断完善，创新成果加速吸引多元化经费投入，为后续创新发展奠定重要基础。但基因治疗最终全面惠及患者还任重道远，一方面，罕见病具有病种多、发病机制不明确、单病种患者少、研发投入大但回报低等特点；另一方面，基因治疗面临伦理、安全性、治疗费用高等诸多问题。多方面因素影响基因治疗药物的研发效率及市场化进程，对基因治疗产业的发展带来一系列挑战。

（一）机遇

1. 资助与监管体系不断完善，为开展高质量研究提供保障

罕见病基因治疗研究涉及多学科、多领域，需要大体量经费资助和系统化监管政策。我国近年来一方面完善科技产业发展规划，加大研发支持力度，通过《"十四五"卫生与健康科技创新专项规划》《"十四五"医药工业发展规划》等将基因治疗技术及产品研发纳入重点发展领域，通过国家重点研发计划"前沿生物技术"重点专项、国家自然科学基金等国家科技项目持续资助罕见病基因治疗研究，为激发研发动力、提升创新活力发挥引领作用；另一方面进一步明确监管职责，先后出台《体内基因治疗产品药学研究与评价技术指导原则（试行）》《基因转导与修饰系统药学研究与评价技术指导原则（征求意见稿）》等系列指导原则、规范，为相关领域规范开展研发提供基本原则。

2. 部分核心技术实现创新突破，为打通研发链条提供支撑

一方面，随着人类基因组计划的完成及基因测序技术的日益成熟，越来越多的单基因遗传病能够开展致病基因定位、克隆及功能研究，相关研究成果为基因治疗产品的研发提供了重要依据和基础。另一方面，我国在罕见病基因治疗领域若干关键技术已取得创新突破成果，如启动子、密码子和基因调控元件等基因工程技术，衣壳蛋白优化技术等不断发展、成熟。此外，在当前最为活跃的基因编辑技术领域，我国在编辑器的改造和优化、核酸酶活性和保真性研究等方面均取得显著进展。上述技术优势为我国开展高水平研究，打通研发链、创新链发挥重要支撑作用。

3. 临床研究数量不断增长，为促进创新产出奠定基础

我国近年来在罕见病基因治疗领域临床研究数量快速增长。AAV 基因治疗药物

有 20 余款申报注册临床试验获批，有 3 款进入Ⅲ期临床试验，主要用于治疗血友病、遗传性眼部疾病和神经系统疾病。β- 地中海贫血基因替代疗法和基因编辑疗法获批多项临床试验，相关研究正有序推进。大量临床试验有效提升我国临床研究实力，促进创新成果产出。

4. 风险投资生态逐渐成熟，为推进产业发展提供资金保障

罕见病基因治疗研发需要持续的资金投入，风险投资是支撑相关产业长远发展的重要资金来源。2022 年，全球至少有 7 家基因治疗企业获得超亿美元的大额融资，其中单轮融资最高的美国公司 Tessera Therapeutics，完成超 3 亿美元 C 轮融资，主要聚焦肝脏和罕见病领域的基因治疗产品开发。我国生物医药领域近年来快速发展，带动风险投资生态逐渐成熟，已经形成一批专业投资机构，可为相关领域和产业发展提供资金支持、公司运营、上市等服务。

（二）挑战

1. 病因及发病机制不明确

明确致病基因、了解其功能及致病机制是开发基因治疗产品的重要基础。但罕见病种类非常多，病因及发病机制各异，绝大部分病种的病因及发病机制不明确。多数基因治疗产品研发集中在少数几种致病基因及发病机制相对明确的病种上，造成重复研究、资源浪费，不利于整体发展。

2. 基因表达调控机制不明确

充分理解致病基因的调控机制，基于该机制设计表达盒元件，实现目的基因的适度表达，是基因治疗的关键环节。但人类有 2 万多个编码基因，每个基因的特点及表达规律各异，且互相之间关系复杂，很难精准解析其表达调控机制。目前，科学上仅清晰掌握极少数基因的表达调控机制，也因此严重制约基因治疗研究水平和进程。

3. 载体技术有待突破

载体技术一直是是罕见病基因治疗的重点研究方向。目前用于基因治疗的病毒载体主要是反转录病毒和腺相关病毒载体，耗资大、生产效率低，存在随机整合或激活原癌基因导致异常的细胞增殖及自身免疫原性引起机体免疫反应等安全性问题，亟须开发更加安全有效并能高效表达的载体。

4. 技术创新实力及临床转化效率有待提升

我国在罕见病基因治疗领域技术创新实力与发达国家相比还存在较大差距，细胞系、细胞株、载体库等方面关键研发材料和病毒载体制备生产的关键设备依赖进口，临床应用端还处于早期阶段，尚未形成完善的产业链及转化应用体系，总体技术实力及转化效率有待进一步提升。

总体来讲，罕见病基因治疗研究涉及多学科和多项新兴前沿技术，其创新发展存在诸多未知因素和风险，除科学技术层面的挑战外，在政策法规、科学伦理、监管方法、技术评价、药品支付及药品可及性等方面均面临较大挑战。

（三）展望

基因治疗是一个技术壁垒高、风险高、竞争激烈的热点研究领域，近年来发展迅猛，创新成果产出大幅增加，临床应用已经从过去的单基因疾病扩大到多基因疾病，病种从罕见病向癌症、代谢紊乱、传染病等疾病扩展。我国罕见病患者数量多，常见多发病患者体量巨大，亟需高效治疗技术和方法，基因治疗给我们带来了新的思路和希望。我国基因治疗行业创新成果产出较发达国家相对不足，但经过前期探索，相关技术体系、平台逐步成熟，行业监管向体系化、规范化过渡，为后续发展打下了良好基础。要抓住当前机遇，一方面，加大力度支持开展有计划的研究，着力攻克致病基因发病机制等科学问题，解决病毒载体构建等技术难题，打通创新链条中的堵点；另一方面，要针对基因治疗特点及安全风险进一步完善政策法规和监管体系，指导、规范基因治疗药物研发、生产及向临床转化，打通产业链条中的难点，多方位提升基因治疗研发实力与转化应用效率，为提升疾病防控水平、促进健康中国建设提供支撑。

图表索引

附　录

附录 A　2022 年度中国临床医学相关政策文件

序号	文件名称	发文字号	发布单位	成文时间	备注
1	药品生产质量管理规范—细胞治疗产品附录（征求意见稿）		国家药监局综合司	2022 年 1 月 4 日	征求意见稿
2	国家卫生健康委办公厅关于印发原发性肝癌诊疗指南（2022 年版）的通知	国卫办医函〔2022〕12 号	国家卫生健康委办公厅	2022 年 1 月 10 日	
3	药品生产质量管理规范—临床试验用药品附录（征求意见稿）		国家药监局综合司	2022 年 1 月 17 日	征求意见稿
4	关于公开征求《药品注册受理审查指南(试行)（征求意见稿）意见》的通知		国家药监局药品审评中心	2022 年 2 月 18 日	征求意见稿
5	药审中心加快创新药上市申请审评工作程序（试行）		国家药监局药品审评中心	2022 年 2 月 21 日	征求意见稿
6	国务院办公厅关于印发"十四五"中医药发展规划的通知	国办发〔2022〕5 号	国务院办公厅	2022 年 3 月 3 日	
7	国家卫生健康委办公厅关于印发国家限制类技术目录和临床应用管理规范（2022 年版）的通知	国卫办医发〔2022〕6 号	国家卫生健康委办公厅	2022 年 3 月 30 日	

续表

序号	文件名称	发文字号	发布单位	成文时间	备注
8	国家卫生健康委办公厅关于印发肿瘤和血液病相关病种诊疗指南（2022年版）的通知	国卫办医函〔2022〕104号	国家卫生健康委办公厅	2022年4月3日	
9	国家药监局关于印发《药物警戒检查指导原则》的通知	国药监药管〔2022〕17号	国家药监局	2022年4月11日	
10	国家药监局关于印发《药品监管网络安全与信息化建设"十四五"规划》的通知	国药监综〔2022〕23号	国家药监局	2022年4月24日	
11	中华人民共和国药品管理法实施条例（修订草案征求意见稿）		国家药监局综合司	2022年5月9日	征求意见稿
12	国家药监局药审中心关于发布《局部给药局部起效药物临床试验技术指导原则》的通告	2022年第32号	国家药监局药品审评中心	2022年5月26日	
13	国家药监局药审中心关于发布《罕见疾病药物临床研究统计学指导原则（试行）》的通告	2022年第33号	国家药监局药品审评中心	2022年6月2日	
14	国家药监局药库中心关于发布《药物临床试验期间方案变更技术指导原则（试行）》的通告	2022年第34号	国家药监局药品审评中心	2022年6月23日	
15	药物临床试验盲法指导原则		国家药监局药品审评中心	2022年7月25日	征求意见稿
16	以患者为中心的临床试验设计技术指导原则（征求意见稿）		国家药监局药品审评中心	2022年8月9日	征求意见稿
17	国家药监局药审中心关于发布《药物临床依赖性研究技术指导原则（试行）》的通告	2022年第35号	国家药监局药品审评中心	2022年9月26日	

序号	文件名称	发文字号	发布单位	成文时间	备注
18	国家药监局药审中心关于发布《药物临床依赖性研究技术指导原则（试行）》的通告	2022 年第 35 号	国家药监局药品审评中心	2022 年 9 月 26 日	
19	临床试验中药物性肝损伤的识别、处理及评价指导原则		国家药监局药品审评中心	2022 年 10 月 8 日	征求意见稿
20	肿瘤治疗性疫苗临床试验技术指导原则（征求意见稿）		国家药监局药品审评中心	2022 年 10 月 9 日	征求意见稿
21	关于印发遏制微生物耐药国家行动计划（2022—2025 年）的通知	国卫医函〔2022〕185 号	国家卫生健康委、教育部、科技部、工业和信息化部、财政部、生态环境部、农业农村部、国家广电总局、国家医疗保障局、国家中医药管理局、国家疾控局、国家药监局、中央军委后勤保障部卫生局	2022 年 10 月 25 日	
22	新药临床安全性评价技术指导原则		国家药监局药品审评中心	2022 年 10 月 25 日	征求意见稿
23	慢性乙型肝炎治疗药物临床试验技术指导原则		国家药监局药品审评中心	2022 年 10 月 25 日	征求意见稿
24	药物临床试验方案审评工作规范（征求意见稿）		国家药监局药品审评中心	2022 年 10 月 27 日	征求意见稿
25	国家药监局药审中心关于发布《双特异性抗体抗肿瘤药物临床研发技术指导原则》的通告	2022 年第 40 号	国家药监局药品审评中心	2022 年 11 月 9 日	
26	关于发布《国家药监局药品审评中心 海南省药品监督管理局 海南博鳌乐城国际医疗旅游先行区管理局开展药品真实世界研究工作实施办法》的通告	2022 年第 41 号	国家药监局药品审评中心、海南省药品监督管理局、海南博鳌乐城国际医疗旅游先行区管理局	2022 年 11 月 16 日	

续表

序号	文件名称	发文字号	发布单位	成文时间	备注
27	慢性肾脏病治疗药物临床试验技术指导原则		国家药监局药品审评中心	2022 年 11 月 16 日	征求意见稿
28	狼疮肾炎治疗药物临床试验技术指导原则		国家药监局药品审评中心	2022 年 11 月 16 日	征求意见稿
29	国家药监局药审中心关于发布《组织患者参与药物研发的一般考虑指导原则（试行）》的通告	2022 年第 46 号	国家药监局药品审评中心	2022 年 11 月 21 日	
30	基因测序仪临床评价注册审查指导原则		国家药监局医疗器械技术审评中心	2022 年 11 月 22 日	
31	来源于人的生物样本库样本用于体外诊断试剂临床试验的指导原则				
32	微卫星不稳定性（MSI）检测试剂临床试验注册审查指导原则				
33	抗肿瘤光动力治疗药物临床研发技术指导原则（征求意见稿）		国家药监局药品审评中心	2022 年 11 月 25 日	征求意见稿
34	中药新药用于慢性胃炎的临床疗效评价技术指导原则（试行）		国家药监局药品审评中心	2022 年 12 月 19 日	
35	中药新药用于胃食管反流病的临床疗效评价技术指导原则（试行）				
36	罕见疾病药物开发中疾病自然史研究指导原则		国家药监局药品审评中心	2022 年 12 月 21 日	征求意见稿
47	国家卫生健康委办公厅关于印发新型抗肿瘤药物临床应用指导原则（2022 年版）的通知	国卫办医政函〔2022〕465 号	国家卫生健康委办公厅	2022 年 12 月 29 日	
38	国家药监局药审中心关于发布《药物真实世界研究设计与方案框架指导原则（试行）》的通告	2023 年第 5 号	国家药监局药品审评中心	2023 年 2 月 6 日	

序号	文件名称	发文字号	发布单位	成文时间	备注
39	国家药监局药审中心关于发布《急性髓系白血病新药临床研发技术指导原则》的通告	2023 年第 3 号	国家药监局药品审评中心	2023 年 2 月 10 日	
40	国家药监局药审中心关于发布《单臂临床试验用于支持抗肿瘤药上市申请的适用性技术指导原则》的通告	2023 年第 13 号	国家药监局药品审评中心	2023 年 3 月 14 日	
41	国家药监局药审中心关于发布《化药复方药物临床试验技术指导原则》的通告	2023 年第 15 号	国家药监局药品审评中心	2023 年 3 月 17 日	
42	国家药监局药审中心关于发布《儿童抗肿瘤药物临床研发技术指导原则》的通告	2023 年第 22 号	国家药监局药品审评中心	2023 年 3 月 22 日	
43	国家药监局药审中心关于发布《抗肿瘤抗体偶联药物临床研发技术指导原则》的通告	2023 年第 25 号	国家药监局药品审评中心	2023 年 4 月 6 日	
44	国家药监局药审中心关于发布《呼吸道合胞病毒感染药物临床试验技术指导原则》的通告	2023 年第 28 号	国家药监局药品审评中心	2023 年 4 月 12 日	
45	国家药监局药审中心关于发布《基因治疗血友病临床试验设计技术指导原则》的通告	2023 年第 29 号	国家药监局药品审评中心	2023 年 4 月 12 日	
46	国家药监局药审中心关于发布《与恶性肿瘤治疗相关中药新药复方制剂临床研发技术指导原则（试行）》的通告	2023 年第 30 号	国家药监局药品审评中心	2023 年 4 月 14 日	

续表

序号	文件名称	发文字号	发布单位	成文时间	备注
47	国家药监局药审中心关于发布《新药获益-风险评估技术指导原则》的通告	2023 年第 36 号	国家药监局药品审评中心	2023 年 6月 20 日	
48	国家药监局药审中心关于发布《人乳头瘤病毒疫苗临床试验技术指导原则（试行）》的通告	2023 年第 40 号	国家药监局药品审评中心	2023 年 7月 10 日	
49	国家药监局药审中心关于发布《同名同方药研究技术指导原则（试行）》的通告	2022 年第 48 号	国家药监局药品审评中心	2022 年 12月 26 日	

附录 B　国家临床医学研究中心名录

序号	国家临床医学研究中心	依托单位	中心主任
1	国家心血管疾病临床医学研究中心	中国医学科学院阜外医院	胡盛寿
2	国家心血管疾病临床医学研究中心	首都医科大学附属北京安贞医院	马长生
3	国家神经系统疾病临床医学研究中心	首都医科大学附属北京天坛医院	赵继宗
4	国家慢性肾病临床医学研究中心	中国人民解放军东部战区总医院	刘志红
5	国家慢性肾病临床医学研究中心	中国人民解放军总医院	陈香美
6	国家慢性肾病临床医学研究中心	南方医科大学南方医院	侯凡凡
7	国家恶性肿瘤临床医学研究中心	中国医学科学院肿瘤医院	赫捷
8	国家恶性肿瘤临床医学研究中心	天津医科大学肿瘤医院	郝希山
9	国家呼吸系统疾病临床医学研究中心	广州医科大学附属第一医院	钟南山
10	国家呼吸系统疾病临床医学研究中心	中日友好医院	王辰
11	国家呼吸系统疾病临床医学研究中心	首都医科大学附属北京儿童医院	倪鑫
12	国家代谢性疾病临床医学研究中心	中南大学湘雅二医院	周智广
13	国家代谢性疾病临床医学研究中心	上海交通大学医学院附属瑞金医院	王卫庆
14	国家精神心理疾病临床医学研究中心	北京大学第六医院	陆林
15	国家精神心理疾病临床医学研究中心	中南大学湘雅二医院	王小平
16	国家精神心理疾病临床医学研究中心	首都医科大学附属北京安定医院	王刚
17	国家妇产疾病临床医学研究中心	中国医学科学院北京协和医院	郎景和
18	国家妇产疾病临床医学研究中心	华中科技大学同济医学院附属同济医院	马丁
19	国家妇产疾病临床医学研究中心	北京大学第三医院	乔杰
20	国家消化系统疾病临床医学研究中心	中国人民解放军空军军医大学第一附属医院	樊代明
21	国家消化系统疾病临床医学研究中心	首都医科大学附属北京友谊医院	张澍田
22	国家消化系统疾病临床医学研究中心	中国人民解放军海军军医大学第一附属医院	李兆申
23	国家口腔疾病临床医学研究中心	上海交通大学医学院附属第九人民医院	张志愿
24	国家口腔疾病临床医学研究中心	四川大学华西口腔医院	叶玲
25	国家口腔疾病临床医学研究中心	北京大学口腔医院	郭传瑸
26	国家口腔疾病临床医学研究中心	空军军医大学口腔医院	陈吉华
27	国家老年疾病临床医学研究中心	中国人民解放军总医院	范利

续表

序号	国家临床医学研究中心	依托单位	中心主任
28	国家老年疾病临床医学研究中心	中南大学湘雅医院	雷光华
29	国家老年疾病临床医学研究中心	四川大学华西医院	董碧蓉
30	国家老年疾病临床医学研究中心	北京医院	王建业
31	国家老年疾病临床医学研究中心	复旦大学附属华山医院	顾玉东
32	国家老年疾病临床医学研究中心	首都医科大学宣武医院	陈彪
33	国家感染性疾病临床医学研究中心	浙江大学医学院附属第一医院	李兰娟
34	国家感染性疾病临床医学研究中心	中国人民解放军总医院	王福生
35	国家感染性疾病临床医学研究中心	深圳市第三人民医院	刘磊
36	国家儿童健康与疾病临床医学研究中心	浙江大学医学院附属儿童医院	舒强
37	国家儿童健康与疾病临床医学研究中心	重庆医科大学附属儿童医院	李秋
38	国家骨科与运动康复临床医学研究中心	中国人民解放军总医院	唐佩福
39	国家眼耳鼻喉疾病临床医学研究中心	温州医科大学附属眼视光医院	吕帆
40	国家眼耳鼻喉疾病临床医学研究中心	上海市第一人民医院	许迅
41	国家眼耳鼻喉疾病临床医学研究中心	中国人民解放军总医院	杨仕明
42	国家皮肤与免疫疾病临床医学研究中心	北京大学第一医院	李若瑜
43	国家皮肤与免疫疾病临床医学研究中心	中国医学科学院北京协和医院	曾小峰
44	国家血液系统疾病临床医学研究中心	苏州大学附属第一医院	阮长耿
45	国家血液系统疾病临床医学研究中心	北京大学人民医院	黄晓军
46	国家血液系统疾病临床医学研究中心	中国医学科学院血液病医院（中国医学科学院血液学研究所）	王建祥
47	国家中医心血管病临床医学研究中心	中国中医科学院西苑医院	陈可冀
48	国家中医针灸临床医学研究中心	天津中医药大学第一附属医院	石学敏
49	国家医学检验临床医学研究中心	中国医科大学附属第一医院	尚红
50	国家放射与治疗临床医学研究中心	复旦大学附属中山医院	葛均波

附录 C　中国合格评定国家认可委员会（CNAS）认定的医学实验室

序号	机构名称	机构所在地
1	北京大学人民医院检验科	北京
2	首都医科大学附属北京中医医院检验科	北京
3	北京积水潭医院检验科	北京
4	中国医学科学院肿瘤医院病理科	北京
5	北京迪安医学检验实验室有限公司	北京
6	北京中医药大学东方医院检验科	北京
7	北京洛奇医学检验实验室股份有限公司	北京
8	北京贝瑞和康医学检验实验室有限公司	北京
9	北京迈基诺基因科技股份有限公司医学检验所	北京
10	北京美因医学检验实验室有限公司	北京
11	首都医科大学附属北京佑安医院临床检验中心	北京
12	首都医科大学附属复兴医院医学检验科	北京
13	北京博富瑞医学检验实验室有限公司	北京
14	北京海思特医学检验实验室有限公司	北京
15	北京高博博仁医院有限公司医学检验科	北京
16	北京金域医学检验实验室有限公司	北京
17	首都医科大学附属北京安贞医院检验科	北京
18	北京京煤集团总医院检验科	北京
19	北京爱普益医学检验中心有限公司	北京
20	首都医科大学附属北京安定医院检验科	北京
21	中国医学科学院北京协和医院病理科	北京
22	北京安诺优达医学检验实验室有限公司	北京
23	中国医学科学院阜外医院实验诊断中心	北京
24	北京和合医学诊断技术股份有限公司中心实验室	北京
25	北京凯普医学检验实验室有限公司	北京
26	北京清华长庚医院检验医学科	北京
27	慈铭健康体检管理集团有限公司北京奥亚医院检验科	北京
28	中国人民解放军总医院第一医学中心输血医学科	北京

续表

序号	机构名称	机构所在地
29	中国人民解放军总医院第一医学中心检验科	北京
30	北京市体检中心医学检验科	北京
31	北京医院检验科	北京
32	首都医科大学附属北京同仁医院检验科	北京
33	中国医学科学院肿瘤医院检验科	北京
34	首都医科大学附属北京朝阳医院检验科	北京
35	首都医科大学附属北京儿童医院检验中心	北京
36	北京艾迪康医学检验实验室有限公司	北京
37	中国中医科学院西苑医院检验科	北京
38	中国中医科学院望京医院检验科	北京
39	北京中医药大学东直门医院检验科	北京
40	北京市海淀医院检验科	北京
41	解放军总医院第六医学中心检验科	北京
42	首都医科大学附属北京世纪坛医院临床检验中心	北京
43	北京中医药大学东直门医院核医学科	北京
44	北京大学第三医院检验科	北京
45	中日友好医院检验科	北京
46	首都医科大学宣武医院检验科	北京
47	北京大学第一医院检验科	北京
48	中国人民解放军总医院第五医学中心检验科	北京
49	中国中医科学院广安门医院检验科	北京
50	首都医科大学附属北京天坛医院实验诊断中心	北京
51	中国医学科学院北京协和医院检验科	北京
52	北京大学口腔医学院检验科	北京
53	首都儿科研究所附属儿童医院检验科	北京
54	天津市中西医结合医院（天津市南开医院）医学检验科	天津
55	天津金匙医学科技有限公司医学检验实验室	天津
56	天津协和博精医学诊断技术有限公司	天津
57	天津医科大学肿瘤医院检验科	天津
58	天津市第五中心医院检验科	天津

序号	机构名称	机构所在地
59	天津市天津医院输血科	天津
60	天津港（集团）有限公司天津港口医院检验科	天津
61	中国医学科学院血液病医院临床检测中心	天津
62	天津市天津医院检验科	天津
63	天津华大医学检验所有限公司	天津
64	天津市儿童医院检验科	天津
65	天津见康华美医学诊断技术有限公司	天津
66	天津中医药大学第二附属医院检验科	天津
67	泰达国际心血管病医院检验科	天津
68	天津市蓟州区人民医院检验科	天津
69	天津市第三中心医院检验科	天津
70	天津市第一中心医院检验科	天津
71	天津迪安医学检验实验室有限公司	天津
72	天津市宝坻区人民医院医学检验科	天津
73	天津艾迪康医学检验实验室有限公司	天津
74	天津市宁河区医院检验科	天津
75	天津市胸科医院检验科	天津
76	天津市北辰医院检验科	天津
77	天津金域医学检验实验室有限公司	天津
78	天津市中医药研究院附属医院检验科	天津
79	石家庄市第四医院检验中心	河北
80	河北医科大学第四医院检验科	河北
81	邢台市人民医院检验科	河北
82	河北医科大学第一医院检验中心	河北
83	石家庄华大医学检验实验室有限公司	河北
84	河北医科大学第三医院检验科	河北
85	邯郸市中心血站	河北
86	河北北方学院附属第一医院检验科	河北
87	河北大学附属医院检验科	河北
88	保定市第一中心医院医学检验科	河北

续表

序号	机构名称	机构所在地
89	河北省人民医院核医学科	河北
90	河北省儿童医院医学检验科	河北
91	河北省人民医院检验科	河北
92	河北省中医院检验中心	河北
93	邯郸市中心医院检验科	河北
94	河北医科大学第四医院东院检验科	河北
95	秦皇岛市第一医院检验中心	河北
96	保定市儿童医院检验科	河北
97	石家庄金域医学检验实验室有限公司	河北
98	河北省沧州中西医结合医院实验诊断科	河北
99	石家庄市第五医院检验科	河北
100	石家庄平安医院有限公司实验诊断学部	河北
101	河北医科大学第二医院检验科	河北
102	石家庄市人民医院检验科	河北
103	山西医科大学第一医院医学检验科	山西
104	运城市中心血站	山西
105	山西省儿童医院（山西省妇幼保健院）临床医学检验中心	山西
106	临汾市人民医院医学检验科	山西
107	太原市血液中心	山西
108	山西省肿瘤医院病理科	山西
109	山西省中医药研究院（山西省中医院）检验科	山西
110	临汾市中心医院检验科	山西
111	山西迪安医学检验中心有限公司	山西
112	山西尚宁高科技医学检验中心（有限公司）	山西
113	山西省人民医院检验科	山西
114	太原金域临床检验有限公司	山西
115	长治医学院附属和平医院检验科	山西
116	兴安盟人民医院检验科	内蒙古
117	赤峰市医院检验科	内蒙古
118	呼和浩特金域医学检验所有限公司	内蒙古

序号	机构名称	机构所在地
119	鄂尔多斯市中心医院东胜部检验科	内蒙古
120	内蒙古包钢医院检验科	内蒙古
121	鄂尔多斯市中心医院康巴什部检验科	内蒙古
122	通辽市医院检验科	内蒙古
123	锡林郭勒盟中心医院检验科	内蒙古
124	赤峰学院附属医院检验科	内蒙古
125	呼和浩特迪安医学检验所有限公司	内蒙古
126	巴彦淖尔市医院检验科	内蒙古
127	内蒙古医科大学附属医院检验科	内蒙古
128	内蒙古林业总医院检验科	内蒙古
129	呼伦贝尔市人民医院检验科	内蒙古
130	大连晶泰医学检验实验室有限公司	辽宁
131	大连医科大学附属第二医院检验科	辽宁
132	辽宁省肿瘤医院（辽宁省肿瘤研究所）检验科	辽宁
133	大连市血液中心	辽宁
134	中国人民解放军北部战区总医院检验医学中心	辽宁
135	中国医科大学附属第一医院检验科	辽宁
136	沈阳迪安医学检验所有限公司	辽宁
137	盘锦市中心医院医学检验科	辽宁
138	大连医科大学附属第一医院检验科	辽宁
139	沈阳医学院附属中心医院检验科	辽宁
140	本溪市中心医院检验科	辽宁
141	中国医科大学附属盛京医院检验科	辽宁
142	辽宁中医药大学附属医院临床检验中心	辽宁
143	抚顺市中心医院检验科	辽宁
144	辽宁省人民医院检验医学科	辽宁
145	沈阳艾迪康医学检验所有限公司	辽宁
146	沈阳金域医学检验所有限公司	辽宁
147	吉林艾迪康医学检验实验室有限公司	吉林
148	吉林大学第一医院输血科	吉林

续表

序号	机构名称	机构所在地
149	长春千麦医学检验实验室有限公司	吉林
150	长春迪安医学检验所有限公司	吉林
151	吉林大学中日联谊医院核医学科	吉林
152	吉林大学第一医院乐群院区检验科	吉林
153	吉林金域医学检验所有限公司	吉林
154	长春中医药大学附属医院检验科	吉林
155	吉林大学中日联谊医院检验科	吉林
156	北华大学附属医院检验科	吉林
157	吉林大学第一医院检验科	吉林
158	牡丹江市第一人民医院检验科	黑龙江
159	哈尔滨市血液中心	黑龙江
160	哈尔滨医科大学附属第一医院检验科	黑龙江
161	佳木斯大学附属第一医院医学检验科	黑龙江
162	佳木斯市中心血站实验室	黑龙江
163	牡丹江市中心血站	黑龙江
164	佳木斯市妇幼保健院检验科	黑龙江
165	齐齐哈尔市第一医院检验科	黑龙江
166	黑龙江金域医学检验实验室有限公司	黑龙江
167	绥芬河市人民医院检验科	黑龙江
168	黑龙江迪安医学检验所有限公司	黑龙江
169	大庆油田总医院检验科	黑龙江
170	黑龙江中医药大学附属第一医院检验科	黑龙江
171	上海裕隆医学检验所股份有限公司	上海
172	上海市浦东新区公利医院检验科	上海
173	上海市公共卫生临床中心检验医学科	上海
174	上海康黎医学检验所有限公司	上海
175	上海交通大学医学院附属仁济医院检验科	上海
176	上海市中西医结合医院检验科	上海
177	上海金域医学检验所有限公司	上海
178	上海华测艾普医学检验所有限公司	上海

序号	机构名称	机构所在地
179	上海阿克曼医学检验所有限公司	上海
180	复旦大学附属肿瘤医院病理科	上海
181	复旦大学附属妇产科医院检验科	上海
182	上海交通大学医学院附属上海儿童医学中心检验科	上海
183	上海获硕贝肯医学检验所有限公司	上海
184	上海市儿童医院检验科	上海
185	上海迪安医学检验所有限公司	上海
186	上海中医药大学附属曙光医院检验科	上海
187	复旦大学附属肿瘤医院检验科	上海
188	上海市宝山区中西医结合医院检验科	上海
189	上海市青浦区中心医院检验科	上海
190	上海思路迪医学检验所有限公司	上海
191	上海衡道医学病理诊断中心有限公司	上海
192	上海中医药大学附属岳阳中西医结合医院医学检验科	上海
193	上海市第七人民医院医学检验科	上海
194	上海市第五人民医院医学检验科	上海
195	上海市同济医院病理科	上海
196	中国人民解放军海军特色医学中心检验科	上海
197	上海市同仁医院检验科	上海
198	上海中科润达医学检验实验室有限公司	上海
199	上海市血液中心	上海
200	上海嘉会国际医院有限公司检验科	上海
201	上海新培晶医学检验所有限公司	上海
202	上海中检医学检验所有限公司	上海
203	上海市胸科医院检验科	上海
204	复旦大学附属儿科医院临床检验医学中心	上海
205	上海市浦东医院（复旦大学附属浦东医院）检验科	上海
206	上海交通大学医学院附属瑞金医院临床实验诊断中心	上海
207	上海长海医院检验科	上海
208	上海市同济医院检验科	上海

续表

序号	机构名称	机构所在地
209	上海中医药大学附属龙华医院检验科	上海
210	华东医院医学检验科	上海
211	复旦大学附属中山医院检验科	上海
212	上海市精神卫生中心检验科	上海
213	上海市杨浦区中心医院检验科	上海
214	上海达安医学检验所有限公司	上海
215	上海千麦博米乐医学检验所有限公司	上海
216	上海市东方医院检验科	上海
217	中国福利会国际和平妇幼保健院检验科	上海
218	上海市东方医院南院医学检验科	上海
219	上海兰卫医学检验所股份有限公司	上海
220	上海市肺科医院检验科	上海
221	复旦大学附属华山医院检验科	上海
222	中国人民解放军海军军医大学第三附属医院检验科	上海
223	上海市宝山区吴淞中心医院检验科	上海
224	上海市松江区中心医院检验科	上海
225	上海市第十人民医院检验科	上海
226	上海市普陀区中心医院检验科	上海
227	上海枫林医药医学检验有限公司	上海
228	上海锦测医学检验所有限公司	上海
229	无锡市第二人民医院检验科	江苏
230	江南大学附属医院检验科	江苏
231	无锡市儿童医院检验科	江苏
232	东台市人民医院医学检验科	江苏
233	江苏省肿瘤医院检验科	江苏
234	苏州市第九人民医院检验科	江苏
235	南京市江宁医院输血科	江苏
236	苏州市独墅湖医院临床检测中心	江苏
237	苏州大学附属第一医院 HLA 配型实验室	江苏
238	兴化市人民医院检验科	江苏

序号	机构名称	机构所在地
239	常熟市医学检验所	江苏
240	张家港市中医医院检验科	江苏
241	泰州市第二人民医院检验科	江苏
242	南京明基医院有限公司检验科	江苏
243	丹阳市人民医院医学检验科	江苏
244	江苏大学附属医院医学检验科	江苏
245	苏州大学附属儿童医院医学检验科	江苏
246	南京市儿童医院输血科	江苏
247	南京金域医学检验所有限公司	江苏
248	南京市第一医院医学检验科	江苏
249	江苏省太湖疗养院检验科	江苏
250	南京兰卫医学检验所有限公司	江苏
251	淮安市第一人民医院检验科	江苏
252	江苏省人民医院检验学部	江苏
253	无锡市人民医院医学检验科	江苏
254	南通市第一老年病医院检验科	江苏
255	苏州市立医院医学检验科	江苏
256	常州市第二人民医院检验科	江苏
257	南京市妇幼保健院医学检验科	江苏
258	苏州高新区人民医院检验科	江苏
259	宿迁市第一人民医院医学检验科	江苏
260	宿迁市中医院检验科	江苏
261	扬州市中心血站	江苏
262	南京市江宁医院检验科	江苏
263	张家港澳洋医院有限公司检验科	江苏
264	无锡市妇幼保健院检验科	江苏
265	苏州市广济医院临床检验科	江苏
266	南通市第一人民医院医学检验科	江苏
267	东南大学附属中大医院检验科	江苏
268	常州市第一人民医院检验科	江苏

续表

序号	机构名称	机构所在地
269	扬州大学附属医院（扬州市第一人民医院）医学检验科	江苏
270	徐州市第一人民医院医学检验科	江苏
271	盐城市第一人民医院检验科	江苏
272	靖江市人民医院医学检验科	江苏
273	南京同仁医院有限公司医学检验科	江苏
274	盐城市第三人民医院检验科	江苏
275	泰州市中医院检验科	江苏
276	南京市儿童医院检验科	江苏
277	南京华银医学检验所有限公司	江苏
278	张家港市第一人民医院检验科	江苏
279	苏州市第五人民医院检验中心	江苏
280	无锡市中心血站	江苏
281	核工业总医院核医学科	江苏
282	苏州科技城医院检验科	江苏
283	泰州市人民医院检验科	江苏
284	江苏省苏北人民医院医学检验科	江苏
285	苏州大学附属第一医院临床检测中心	江苏
286	南京医科大学第二附属医院检验医学中心	江苏
287	沭阳医院检验科	江苏
288	南京临床核医学中心实验诊断部	江苏
289	南京医科大学附属逸夫医院检验科	江苏
290	核工业总医院检验科	江苏
291	江苏省人民医院病理学部	江苏
292	江苏省中医院检验科	江苏
293	南京红十字血液中心实验室	江苏
294	南京鼓楼医院病理科	江苏
295	南通大学附属医院医学检验科	江苏
296	江苏省中西医结合医院检验科	江苏
297	中国人民解放军东部战区总医院全军临床检验医学研究所	江苏
298	连云港市第二人民医院医学检验科	江苏

序号	机构名称	机构所在地
299	昆山迪安医学检验实验室有限公司	江苏
300	南京艾迪康医学检验所有限公司	江苏
301	南京迪安医学检验所有限公司	江苏
302	南京鼓楼医院检验科	江苏
303	南京鼓楼医院输血科	江苏
304	南京鼓楼医院核医学科	江苏
305	杭州博圣医学检验实验室有限公司	浙江
306	嘉兴市第一医院检验科	浙江
307	浙江省人民医院检验中心	浙江
308	海宁市人民医院检验科	浙江
309	温州医科大学附属眼视光医院检验科	浙江
310	浙江省中医院检验科	浙江
311	宁波美康盛德医学检验所有限公司	浙江
312	浙江医院医学检验科	浙江
313	浙江省肿瘤医院检验科	浙江
314	杭州艾迪康医学检验中心有限公司	浙江
315	杭州市第一人民医院检验科	浙江
316	浙江省血液中心	浙江
317	杭州金域医学检验所有限公司	浙江
318	温州医科大学附属第二医院（温州医科大学附属育英儿童医院）临床检验中心	浙江
319	杭州师范大学附属医院医学检验科	浙江
320	宁波市鄞州区第二医院检验科	浙江
321	宁波市临床病理诊断中心	浙江
322	宁波海尔施医学检验所有限公司	浙江
323	横店文荣医院检验科	浙江
324	浙江大学医学院附属妇产科医院检验科	浙江
325	杭州华硕医学检验实验室有限公司	浙江
326	舟山医院检验中心	浙江
327	浙江大学医学院附属邵逸夫医院检验科	浙江
328	温岭市第一人民医院检验科	浙江

中国临床医学研究发展报告

续表

序号	机构名称	机构所在地
329	中国科学院大学宁波华美医院临床医学检验中心	浙江
330	丽水市中心医院医学检验中心	浙江
331	杭州市妇产科医院检验科	浙江
332	嘉兴市第二医院检验科	浙江
333	浙江大学医学院附属第二医院检验科	浙江
334	台州恩泽医疗中心（集团）浙江省台州医院检验科	浙江
335	温州医科大学附属第一医院医学检验中心	浙江
336	永康市第一人民医院检验科	浙江
337	丽水市人民医院医学检验中心	浙江
338	树兰（杭州）医院有限公司实验诊断部	浙江
339	金华市中心医院检验科	浙江
340	湖州市中心医院检验科	浙江
341	东阳市人民医院检验科	浙江
342	绍兴市人民医院临床检验中心	浙江
343	浙江大学医学院附属第一医院检验科	浙江
344	浙江大学医学院附属第四医院检验医学中心	浙江
345	杭州迪安医学检验中心有限公司	浙江
346	宁波市第一医院检验科	浙江
347	杭州千麦医学检验实验室有限公司	浙江
348	合肥艾迪康医学检验实验室有限公司	安徽
349	安徽省公共卫生临床中心病理科	安徽
350	马鞍山市临床检验中心	安徽
351	合肥平安好医医学检验有限公司	安徽
352	合肥市第二人民医院（广德路院区）检验科	安徽
353	合肥安为康医学检验有限公司	安徽
354	芜湖市第二人民医院检验科	安徽
355	合肥迪安医学检验实验室有限公司	安徽
356	合肥千麦医学检验实验室有限公司	安徽
357	安徽医科大学第二附属医院检验科	安徽
358	安徽中医药大学第一附属医院检验中心	安徽

序号	机构名称	机构所在地
359	安徽省立医院检验科	安徽
360	合肥金域医学检验实验室有限公司	安徽
361	安徽医科大学第一附属医院检验科	安徽
362	厦门市儿童医院（复旦大学附属儿科医院厦门医院）医学检验科	福建
363	福建博奥医学检验所有限公司	福建
364	厦门市妇幼保健院医学检验科	福建
365	厦门大学附属第一医院检验科	福建
366	福建省立医院检验科	福建
367	厦门市第五医院检验科	福建
368	福州迪安医学检验实验室有限公司	福建
369	厦门弘爱医院医学检验中心	福建
370	泉州市第一医院检验科	福建
371	中国人民解放军联勤保障部队第九○○医院检验科	福建
372	厦门大学附属中山医院检验科	福建
373	福建医科大学附属第一医院检验科	福建
374	福州艾迪康医学检验实验室有限公司	福建
375	福建省肿瘤医院检验科	福建
376	中国人民解放军联勤保障部队第九一○医院检验科	福建
377	厦门湖里国宇门诊部有限公司检验科	福建
378	福州金域医学检验实验室有限公司	福建
379	南昌大学第二附属医院检验科	江西
380	赣州市人民医院检验科	江西
381	赣州市人民医院输血科	江西
382	新余美康盛德医学检验实验室有限公司	江西
383	上饶市中心血站	江西
384	江西迪安华星医学检验实验室有限公司	江西
385	上海市东方医院吉安医院医学检验科	江西
386	南昌千麦医学检验实验室有限公司	江西
387	南昌艾迪康医学检验实验室有限公司	江西
388	南昌大学第一附属医院检验科	江西

序号	机构名称	机构所在地
389	潍坊市中医院检验科	山东
390	济南艾迪康医学检验中心有限公司	山东
391	济南市儿童医院检验科	山东
392	济南迪安医学检验中心有限公司	山东
393	滨州医学院烟台附属医院医学检验科	山东
394	烟台市烟台山医院检验医学科	山东
395	银丰基因科技有限公司	山东
396	济南金域医学检验中心有限公司	山东
397	青岛市中心血站	山东
398	枣庄市立医院检验科	山东
399	山东第一医科大学第一附属医院（山东省千佛山医院）输血科	山东
400	济南千麦医学检验有限公司	山东
401	邹城市人民医院医学检验科	山东
402	青岛金域医学检验实验室有限公司	山东
403	单县中心医院检验科	山东
404	中国人民解放军海军青岛特勤疗养中心检验科	山东
405	济南市中心医院医学实验诊断中心	山东
406	山东阳光融和医院有限责任公司医学检验科	山东
407	济宁市兖州区中医医院医学检验科	山东
408	山东大学第二医院检验医学中心	山东
409	山东大学齐鲁医院检验科	山东
410	聊城市人民医院检验科	山东
411	山东山大附属生殖医院有限公司医学检验科	山东
412	山东中医药大学附属医院检验科	山东
413	山东省公共卫生临床中心检验科	山东
414	淄博市第一医院检验科	山东
415	临沂市人民医院检验医学中心	山东
416	中国人民解放军海军第九七一医院检验科	山东
417	青岛市城阳区人民医院检验科	山东
418	烟台毓璜顶医院检验科	山东

序号	机构名称	机构所在地
419	聊城市东昌府区妇幼保健院检验科	山东
420	山东省千佛山医院检验科	山东
421	河南省洛阳正骨医院医学检验中心	河南
422	郑州颐和医院检验医学中心	河南
423	郑州凯普医学检验所（有限合伙）	河南
424	河南省人民医院检验科	河南
425	阜外华中心血管病医院医学检验科	河南
426	安阳市人民医院医学检验中心	河南
427	河南省三门峡市中心医院医学检验中心	河南
428	河南省人民医院输血科	河南
429	郑州千麦贝康医学检验实验室有限公司	河南
430	郑州艾迪康医学检验所（普通合伙）	河南
431	郑州迪安医学检验所有限公司	河南
432	河南中医药大学第一附属医院医学检验科	河南
433	河南省人民医院病理科	河南
434	郑州金域临床检验中心有限公司	河南
435	武汉康圣达医学检验所有限公司	湖北
436	武汉大学人民医院（湖北省人民医院）医学检验科	湖北
437	武汉大学中南医院医学检验科	湖北
438	长江航运总医院检验科	湖北
439	华中科技大学同济医学院附属同济医院检验科	湖北
440	武汉金域医学检验所有限公司	湖北
441	华中科技大学同济医学院附属协和医院检验科	湖北
442	湖北省中医院检验科	湖北
443	武汉华大医学检验所有限公司	湖北
444	武汉亚心总医院有限公司医学检验科	湖北
445	天门市第一人民医院检验科	湖北
446	孝感市中心医院输血科	湖北
447	湖北省妇幼保健院检验科	湖北
448	华中科技大学同济医学院附属协和医院病理科	湖北

续表

序号	机构名称	机构所在地
449	襄阳市中心医院医学检验部	湖北
450	武汉市中心医院检验科	湖北
451	襄阳市中心血站	湖北
452	黄石市中医医院（市传染病医院）医学检验科	湖北
453	武汉迪安医学检验实验室有限公司	湖北
454	武汉兰卫医学检验实验室有限公司	湖北
455	武汉艾迪康医学检验所有限公司	湖北
456	武汉亚洲心脏病医院检验医学中心	湖北
457	荆州市中心医院检验医学部	湖北
458	武汉千麦医学检验实验室有限公司	湖北
459	宜昌市红十字中心血站	湖北
460	十堰市中心血站	湖北
461	长沙金域医学检验实验室有限公司	湖南
462	长沙艾迪康医学检验实验室有限公司	湖南
463	长沙人和未来医学检验实验室有限公司	湖南
464	湖南中医药大学第一附属医院医学检验中心	湖南
465	长沙千麦医学检验实验室有限公司	湖南
466	岳阳市人民医院检验科	湖南
467	浏阳市中医医院检验科	湖南
468	常德力源医学检验中心	湖南
469	郴州市第三人民医院检验医学中心	湖南
470	长沙市中心医院检验科	湖南
471	中南大学湘雅医院检验科	湖南
472	湖南省肿瘤医院检验科	湖南
473	中南大学湘雅二医院检验科	湖南
474	长沙迪安医学检验所有限公司	湖南
475	长沙兰卫医学检验实验室有限公司	湖南
476	中南大学湘雅三医院检验科	湖南
477	湖南圣维尔医学检验所有限公司	湖南
478	广东省第二中医院检验科	广东

序号	机构名称	机构所在地
479	达瑞医学检验（广州）有限公司	广东
480	深圳荻硕贝肯医学检验实验室	广东
481	江门市中心医院检验科	广东
482	深圳市第二人民医院病理科	广东
483	深圳市南山区人民医院检验科	广东
484	广东省中医院二沙岛医院检验科	广东
485	广东省中医院检验科	广东
486	广东省中医院大学城医院检验科	广东
487	广东省中医院芳村医院检验科	广东
488	深圳市儿童医院检验科	广东
489	北京中医药大学深圳医院（龙岗）检验科	广东
490	广州视源门诊部有限责任公司医学检验科	广东
491	广东省人民医院检验科	广东
492	广州达安临床检验中心有限公司	广东
493	深圳市血液中心	广东
494	广州市妇女儿童医疗中心检验部	广东
495	深圳市妇幼保健院检验科	广东
496	北京大学深圳医院病理科	广东
497	中山大学肿瘤防治中心分子诊断科	广东
498	梅州市人民医院临床检验中心	广东
499	江门市中心医院输血科	广东
500	广州中医药大学第一附属医院检验科	广东
501	清远市人民医院检验医学部	广东
502	揭阳市人民医院检验科	广东
503	南方医科大学珠江医院检验医学部	广东
504	佛山市妇幼保健院检验科	广东
505	广州凯普医学检验所有限公司	广东
506	佛山市第一人民医院检验科	广东
507	广州艾迪康医学检验所有限公司	广东
508	深圳市中医院检验科	广东

续表

序号	机构名称	机构所在地
509	广州市第一人民医院检验科	广东
510	深圳市罗湖医院集团医学检验实验室	广东
511	广州市番禺区中心医院检验科	广东
512	阳江市人民医院检验科	广东
513	广东省中医院珠海医院检验科	广东
514	中山大学肿瘤防治中心病理科	广东
515	深圳市宝安区妇幼保健院检验科	广东
516	中山市人民医院检验医学中心	广东
517	深圳华大医学检验实验室	广东
518	佛山迪安医学检验实验室有限公司	广东
519	中山大学肿瘤防治中心检验科	广东
520	广州华银医学检验中心有限公司	广东
521	广州金域医学检验中心有限公司实验诊断部	广东
522	佛山复星禅诚医院有限公司检验科	广东
523	北京大学深圳医院检验科	广东
524	珠海市人民医院检验科	广东
525	佛山市中医院检验医学中心	广东
526	东莞康华医院有限公司检验科	广东
527	南方医科大学南方医院检验科	广东
528	台山市人民医院检验科	广东
529	重庆医科大学附属第二医院检验科	重庆
530	重庆金域医学检验所有限公司	重庆
531	中国人民解放军陆军特色医学中心病理科	重庆
532	重庆迪安医学检验中心有限公司	重庆
533	陆军军医大学第一附属医院检验科	重庆
534	重庆市人民医院（三院院区）检验科	重庆
535	陆军军医大学第二附属医院检验科	重庆
536	重庆市垫江县人民医院医学检验科	重庆
537	重庆医科大学附属大学城医院检验科	重庆
538	重庆医科大学附属永川医院检验科	重庆

序号	机构名称	机构所在地
539	重庆医科大学附属儿童医院临床检验中心	重庆
540	中国人民解放军陆军特色医学中心检验科	重庆
541	重庆医科大学附属第一医院检验科	重庆
542	重庆市垫江县中医院检验科	重庆
543	四川省医学科学院·四川省人民医院输血科	四川
544	攀枝花市中心医院核医学科	四川
545	江油市第二人民医院实验医学中心	四川
546	攀枝花市中心医院检验科	四川
547	成都珀金埃尔默医学检验实验室有限公司	四川
548	成都中医药大学附属医院（四川省中医医院）检验科	四川
549	成都市第二人民医院医学检验科	四川
550	四川华西康圣达医学检验有限公司	四川
551	成都市妇女儿童中心医院检验科	四川
552	宜宾市第一人民医院检验科	四川
553	四川大家医学检测有限公司	四川
554	西南医科大学附属中医医院检验科	四川
555	核工业四一六医院核医学科	四川
556	成都诺森医学检验有限公司	四川
557	遂宁市中心医院检验科	四川
558	乐山市中医医院检验科	四川
559	成都华银医学检验所有限公司	四川
560	南充市中心医院医学检验科	四川
561	成都迪安医学检验所有限公司	四川
562	攀枝花市中西医结合医院检验科	四川
563	攀钢集团总医院检验科	四川
564	宣汉县人民医院检验科	四川
565	雅安市人民医院核医学科	四川
566	成都市血液中心	四川
567	广元市中心医院检验科	四川
568	成都博奥独立医学实验室有限公司	四川

续表

序号	机构名称	机构所在地
569	四川赛尔医学检验有限公司	四川
570	成都高新达安医学检验有限公司	四川
571	成都千麦医学检验所有限公司	四川
572	四川省医学科学院·四川省人民医院临床医学检验中心	四川
573	成都市第三人民医院临床医学检验部	四川
574	四川金域医学检验中心有限公司	四川
575	四川省自贡市第一人民医院检验科	四川
576	成都艾迪康医学检测实验室有限公司	四川
577	西南医科大学附属医院医学检验部	四川
578	绵阳市中心医院检验科	四川
579	四川大学华西第二医院临床检验科	四川
580	贵阳市第一人民医院医学检验科	贵州
581	遵义市第一人民医院检验科	贵州
582	贵州医科大学附属医院临床检验中心	贵州
583	黔西南布依族苗族自治州人民医院医学检验科	贵州
584	贵阳市第二人民医院医学检验科	贵州
585	贵航安顺医院临床医学检验中心	贵州
586	贵州金域医学检验中心有限公司	贵州
587	黔西南布依族苗族自治州人民医院输血科	贵州
588	贵州中医药大学第一附属医院检验输血科	贵州
589	贵阳市妇幼保健院（贵阳市儿童医院）医学检验科	贵州
590	贵州安康医学检验中心有限公司	贵州
591	兴义市人民医院医学检验科	贵州
592	贵州省人民医院检验科	贵州
593	云南省肿瘤医院（昆明医科大学第三附属医院）分子诊断中心	云南
594	保山市人民医院检验科	云南
595	宣威市第一人民医院医学检验科	云南
596	云南省滇南中心医院（红河哈尼族彝族自治州第一人民医院）医学检验科	云南
597	云南大学附属医院医学检验科	云南
598	玉溪市人民医院医学检验科	云南

序号	机构名称	机构所在地
599	昆明医科大学第二附属医院医学检验科	云南
600	玉溪市中心血站	云南
601	昆明盘谷医学检验实验室有限公司	云南
602	云南省中医医院（云南中医药大学第一附属医院）检验科	云南
603	曲靖市第一人民医院检验中心	云南
604	云南艾迪康医学检验所有限公司	云南
605	云南省第一人民医院医学检验科	云南
606	昆明金域医学检验所有限公司	云南
607	云南迪安医学检验所有限公司	云南
608	安宁市第一人民医院医学检验科	云南
609	昆明医科大学第一附属医院医学检验科	云南
610	西藏自治区人民医院检验科	西藏
611	西安金域医学检验所有限公司	陕西
612	西安宝石花长庆医院检验科	陕西
613	中国人民解放军第四军医大学第二附属医院检验科	陕西
614	榆林市第二医院医学检验科	陕西
615	西安市长安区医院检验科	陕西
616	安康市中心医院检验科	陕西
617	汉中市中心医院检验科	陕西
618	西安艾迪康医学检验实验室有限公司	陕西
619	陕西省人民医院检验科	陕西
620	西电集团医院医学检验科	陕西
621	安康市中医医院检验科	陕西
622	西安交通大学医学院第一附属医院输血科	陕西
623	西安天博医学检验所有限公司	陕西
624	西安交通大学医学院第二附属医院检验科	陕西
625	三二〇一医院医学检验科	陕西
626	汉中市中心血站	陕西
627	西安迪安医学检验实验室有限公司	陕西
628	西安市儿童医院检验科	陕西

续表

序号	机构名称	机构所在地
629	西安市中心医院检验科	陕西
630	渭南市妇幼保健院检验科	陕西
631	西安市第一医院医学检验科	陕西
632	陕西中医药大学附属医院医学检验科	陕西
633	咸阳市中心血站	陕西
634	西京医院病理科	陕西
635	陕西省核工业二一五医院医学检验科	陕西
636	西京医院检验科	陕西
637	西安交通大学医学院第一附属医院检验科	陕西
638	三二〇一医院微生物免疫检验科	陕西
639	陕西友谊医学检验实验室	陕西
640	甘肃迪安同享医学检验中心有限公司	甘肃
641	兰州大学第二医院检验医学中心	甘肃
642	甘肃金域医学检验所有限公司	甘肃
643	金昌市第一人民医院检验科	甘肃
644	天水市第一人民医院检验科	甘肃
645	中国人民解放军联勤保障部队第九四〇医院检验科	甘肃
646	甘肃省人民医院检验中心	甘肃
647	青海省中医院检验科	青海
648	西宁市第一人民医院医学检验科	青海
649	青海大学附属医院医学检验中心	青海
650	青海红十字医院检验科	青海
651	青海省人民医院检验科	青海
652	宁夏医科大学总医院医学实验中心	宁夏
653	宁夏迪安医学检验中心有限公司	宁夏
654	新疆维吾尔自治区喀什地区第二人民医院检验科	新疆
655	巴音郭楞蒙古自治州人民医院检验科	新疆
656	乌鲁木齐市妇幼保健院检验科	新疆
657	新疆普瑞赛新医学检验所（有限公司）	新疆
658	喀什地区第一人民医院检验科	新疆

序号	机构名称	机构所在地
659	新疆维吾尔自治区人民医院临床检验中心	新疆
660	新疆维吾尔自治区中医医院临床检验中心	新疆
661	国检（澳门）卫生检测有限公司	澳门
662	澳门特别行政区政府卫生局公共卫生化验所	澳门

附录 D 美国病理学家协会（CAP）认证的临床检验实验室

序号	机构名称	实验室认证类型	英文名称		机构所在地
			机构名称	实验室认证类型	
1	上海思路迪医学检验所有限公司	临床实验室	3DMed Clinical Laboratory Inc.	Clinical Laboratory	上海
2	上海安可济生物科技有限公司	临床实验室	AccuraGen	Clinical Laboratory	上海
3	天津金橡生物科技有限公司	临床实验室	AcornMed Biotechnology Co., Ltd.	Clinical Laboratory	天津
4	广州嘉检医学检测有限公司	实验室	AmCare Genomics Lab	Laboratory	广州
5	厦门艾德生物技术研究中心有限公司	医学研究所	AmoyDx Biotechnology Research Ctr	Medical Institute Lab	厦门
6	安诺优达基因科技（北京）有限公司	新一代测序技术临床实验室	Beijing Annoroad Medical Laboratory Co., Ltd.	NGS Clinical Lab	北京
7	北京贝瑞基因医学实验室有限公司	实验室	Beijing BerryGenomics Medical Laboratory Co., Ltd.	Laboratory	北京
8	首都医科大学附属北京朝阳医院	检验科	Beijing Chao-yang Hospital	Laboratory Department	北京
9	北京吉因加医学检验实验室有限公司 *	临床实验室	Beijing GenePlus Clinical Laboratory Co., Ltd.	Clinical Laboratory	北京
10	北京元码医学检验实验室有限公司 *	新一代测序技术临床实验室	Beijing Geneis Medical Lab	NGS Clinical Lab	北京
11	北京洛奇医学检验实验室股份有限公司	中心实验室	Beijing Lawke Health Lab	Central Laboratory	北京
12	北京迈基诺基因科技股份有限公司 *	实验室	Beijing Mygenostics Medical	Laboratory	北京

序号	机构名称	实验室认证类型	英文名称		机构所在地
			机构名称	实验室认证类型	
13	首都医科大学附属北京世纪坛医院	临床医学实验室	Beijing Shijitan Hosp，Capital Med Univ	Clinical Lab Medicine	北京
14	北京和睦家医院	病理临床检验实验室	Beijing United Family Hospital Co.，Ltd.	Department of Pathology & Laboratory	北京
15	福建和瑞基因科技有限公司北京分公司	分子诊断实验室	Berry Oncology Co.，Ltd.	Molecular Diagnostic Lab	北京
16	福建和瑞基因科技有限公司北京分公司	临床实验室	BerryOncology Co.，Ltd.	Clinical Lab	福州
17	燃石医学—CTONG联合实验室		Burning Rock & CTONG Laboratory		广州
18	恒拓及因医药科技（山东）有限公司	实验室	CellCarta China Co.，Ltd	Laboratory	济宁
19	成都高新达安医学检验有限公司		Chengdu Gaoxin-Daan Medical Laboratory Co.，Ltd.		成都
20	北京求臻医学检验实验室有限公司 *	实验室	ChosenMed Clinical Laboratory Co.，Ltd.	Laboratory	北京
21	大庆油田总医院	医学实验室	Daqing Oilfield General Hospital	Department of Laboratory Medicine	大庆
22	上海普恩海汇医学检验所	实验室	Epione Medical Laboratory	Laboratory	上海
23	欧陆检测技术服务（上海）有限公司		Eurofins Central Laboratory China Co.，Ltd.		上海
24	福州福瑞医学检验实验室有限公司		Fuzhou Frey Medical Lab Co.，Ltd.	Frey Medical Lab	福州
25	协鑫集成科技股份有限公司 *	临床研究实验室	GCL Co.，Ltd.	Clinical Research Laboratory	北京
26	臻和精准医学检验实验室无锡有限公司		Genecast Precision Medical Diagnostic Laboratory Wuxi Co.，Ltd.		无锡

续表

| 序号 | 机构名称 | 实验室认证类型 | 英文名称 | | 机构所在地 |
			机构名称	实验室认证类型	
27	北京泛生子基因科技有限公司	临床实验室	Genetron Health（Beijing）Co.，Ltd.	Clinical Laboratory	北京
28	启东领星医学检验所有限公司		GenomiCare Clinical Laboratory，Qidong		启东
29	广州达安临床检验中心有限公司	临床检验中心	Guangzhou DAAN Co., Ltd	Clinical Laboratory Ctr	广州
30	广州华银医学检验中心有限公司	病理诊断中心实验室	Guangzhou Huayin Med Lab Ctr Co.，Ltd.	Pathological Diagnosis Center Lab	广州
31	杭州凯莱谱医学检验实验室有限公司	实验室	Hangzhou Calibra Diagnostics Co.，Ltd.	Laboratory	杭州
32	杭州迪安生物技术有限公司		Hangzhou Dian Medical Laboratory Center Co.，Ltd.		杭州
33	杭州莲和医学检验所有限公司	实验室	Hangzhou Life Hlthcr Clin Lab Co.，Ltd.	Laboratory	北京
34	杭州迈迪科生物科技有限公司	生物技术实验室	Hangzhou Med Biotech Ltd.	Biotechnology Lab	临南
35	杭州瑞普基因科技有限公司	实验室	Hangzhou Repu Medical Lab Co.，Ltd.	Laboratory	杭州
36	杭州奕真医学检验所有限公司	遗传医学研究所	Hangzhou Veritas Co., Ltd	Genetics Medical Institute	杭州
37	合肥诺森医学检验有限公司	诊断实验室	HeFei Norson Medical Laboratory	Diagnosis Laboratory	合肥
38	河南省肿瘤医院	基因检测实验室	Henan Cancer Hospital	Genetic Testing Ctr Laboratory	郑州
39	上海予果医学检验实验室有限公司		Hugo Clinical Laboratory Ltd Shanghai		上海
40	慧渡（上海）医疗科技有限公司	中医临床检验所	Huidu Shanghai Medical Sciences Co.，Ltd.	Predicine Shanghai Clinical Laboratory	上海

序号	机构名称	实验室认证类型	英文名称		机构所在地
			机构名称	实验室认证类型	
41	爱尔兰爱康控股临床研究国际有限公司	实验室	ICON Lab Svcs China	Laboratory	北京
42	上海益诺思生物技术股份有限公司		Shanghai Innostar Bio-Tech. Co., Ltd.		上海
43	中国医学科学院血液病研究所	血液病理学实验室	Institute of Hematology & Blood Diseases Hospital, CAMS & PUMC	Dept of Hematopathology Lab	天津
44	鹰维珂锐医疗科技（上海）有限公司 *	实验室	Invivoscribe Diagnostic Technologies (Shanghai) Co., Ltd.	Laboratory	上海
45	北京嘉宝医学检验实验室有限公司	实验室	Jab Diagnostics	Laboratory	北京
46	济南市中心医院	临床分子和细胞遗传学实验室	Jinan Central Hospital	Clinical Molecular and Cytogenetics Laboratory	济南
47	广州金域医学检验中心有限公司	临床实验室	Kingmed Ctr for Clin Lab Co., Ltd.	Clinical Laboratory	广州
48	上海金域医学检验所有限公司	实验室	Kingmed Diagnostics (Shanghai)	Laboratory	上海
49	阔然医学检验实验室（徐州）有限公司		Kuoran Medical Laboratory Xuzhou Co., Ltd.		徐州
50	徕博科医药研发（上海）有限公司 *		Labcorp Pharmaceutical Research and Development (Shanghai) Co., Ltd.		上海
51	北京明谛生物医药科技有限公司	临床实验室	MD Biotech Corp	Clinical Laboratory	北京

中国临床医学研究发展报告

续表

序号	机构名称	实验室认证类型	英文名称		机构所在地
			机构名称	实验室认证类型	
52	迈杰转化医学研究（苏州）有限公司	中心实验室	MEDx Suzhou Translational Medicine Co.，Ltd.	Central Laboratory	苏州
53	迈得派斯（上海）医药科技有限公司		Medpace Pharmaceutical Sciences（Shanghai）Co.，Ltd		上海
54	广州迈景基因医学科技有限公司	实验室	MyGene Diagnostics Co.，Ltd.	Laboratory	广州
55	南京世和基因生物技术股份有限公司	实验室	Nanjing Geneseeq Technology Inc.	Laboratory	南京
56	南京先声诊断技术有限公司	实验室	Nanjing Simcere Medical Laboratory Science Co.，Ltd.	Laboratory	南京
57	中国食品药品检定研究院食品药品安全评价研究所	临床实验室	National Center for Safety Evaluation of Drugs	Clinical Laboratory	北京
58	时益医药研究（苏州）有限公司	实验室	PPD Laboratories Suzhou Co.，Ltd.	Laboratory	苏州
59	北京大学肝病研究所	肝病研究实验室	Peking University	Hepatology Institute Laboratory	北京
60	北京大学人民医院	检验科	People's Hospital Peking University	Laboratory Medicine	北京
61	普瑞基准科技（北京）有限公司	实验室	Precision Scientific（Beijing）Co. Ltd.	Laboratory	北京
62	普瑞基准科技（苏州）有限公司	实验室	Precision Scientific（Suzhou）Co.，Ltd.	Laboratory	苏州
63	昆皓睿诚医药研发（北京）有限公司	实验室	Q Squared Solutions（Beijing）Co.，Ltd.	Laboratory	北京
64	上海序祯达生物科技有限公司	实验室	Sequanta Technologies	Laboratory	上海

序号	机构名称	实验室认证类型	英文名称		机构所在地
			机构名称	实验室认证类型	
65	上海千麦博米乐医学检验所有限公司		Shanghai CBML Med Labs Inc.		上海
66	上海达安医学检验所有限公司		Shanghai Daan Med Laboratory		上海
67	上海迪安医学检验所有限公司	中心实验室	Shanghai Dian Med Testing Lab Centr	Central Laboratory	上海
68	上海枫林医药医学检验有限公司	临床中心实验室	Shanghai Fenglin Clinical Laboratory Co., Ltd.	Clinical & Central Laboratories	上海
69	上海市内分泌代谢病研究所	内分泌临床实验室	Shanghai Inst of Endocrine and Meta	Clinical Laboratory for Endocrinology	上海
70	上海锦测医学检验所有限公司		Shanghai JINCE Clinical Laboratories		上海
71	上海立闻医学检验所有限公司	实验室	Shanghai Liwen Diagnostics	Laboratory	上海
72	至本医疗科技（上海）有限公司	临床实验室	Shanghai OrigiMed Co., Ltd.	Clinical Laboratory	上海
73	上海仁东医学检验所有限公司	临床实验室	Shanghai Rendong Clinical Laboratory Co., Ltd.	Clinical Laboratory	上海
74	上海桐树医学检验实验室有限公司	医学实验室	Shanghai Tongshu Medical Laboratory Co., Ltd.	Medical Laboratory	上海
75	上海厦维医学检验实验室有限公司		Shanghai Xiawei Medical Laboratory		上海
76	深圳海普洛斯医学检验实验室	新一代测序技术临床实验室	Shenzhen HaploX Med Lab	NGS Clinical Laboratory	深圳
77	浙江湖州数问观止医学检验中心有限公司		Shuwen Guanz Diagnostic Lab Co., Ltd.		湖州
78	上海鹍远医学检验所有限公司	医学实验室	Singlera Medical Laboratory Shanghai Ltd	Medical Laboratory	上海
79	苏州科诺医学检验实验室有限公司	实验室	Suzhou KeyTest	Laboratory	苏州

续表

序号	机构名称	实验室认证类型	英文名称		机构所在地
			机构名称	实验室认证类型	
80	苏州新极昊医药研究有限公司	基因组学实验室	Suzhou NeoGenomics Pharmaceutical Research Co., Ltd.	NeoGenomics Laboratories	苏州
81	苏州珀金埃尔默医学检验所有限公司	中心实验室	Suzhou PerkinElmer Medical Lab Co., Ltd.	Center Lab	太仓
82	信纳克（北京）生化标志物检测医学研究有限责任公司		Synarc Research Laboratory（Beijing）Co., Ltd.		北京
83	江苏昂朴医疗科技有限公司 *		Taizhou Amplicon-gene Medical Lab		泰州
84	上海观合医药科技有限公司		Teddy Clinical Research Laboratory		上海
85	康德弘翼医学临床研究有限公司	诊断实验室	Teddy Clinical Research Laboratory（WuXi）	Diagnostics Lab	无锡
86	中国医科大学附属第一医院医学	医学实验室	The First Hospital of CMU	Department of Laboratory Medicine	沈阳
87	香港大学深圳医院	医院病理学服务	The University of Hong Kong Shenzhen Hospital	Hospital Pathology Services	深圳
88	天津华大基因科技有限公司	医学实验室	Tianjin Medical Laboratory BGI	Medical Laboratory	天津
89	天津诺禾医学检验所有限公司	新一代测序技术临床实验室	Tianjin Novogene Med LAB	NGS Clinical Lab	天津
90	天津见康华美医学诊断技术有限公司	实验室	Tianjin Sino-US Diagnostics Co., Ltd.	Laboratory	天津
91	天津市第三中心医院	临床实验室	Tianjin Third Central Hospital	Clinical Laboratory	天津
92	华中科技大学同济医学院附属同济医院	医学实验室	Tongji Hospital, Tongji Med College, HUST	Department of Laboratory Medicine	汉口
93	浙江鼎晶医学检验有限公司 *	临床实验室	Topgen Medical Laboratory	Clinical Laboratory	湖州

续表

序号	机构名称	实验室认证类型	英文名称		机构所在地
			机构名称	实验室认证类型	
94	广州微远基因科技有限公司 *	临床实验室	Vision Medicals Co., Ltd.	Clinical Laboratory	广州
95	四川大学华西医院实验	医学实验室	West China Hosp of Sichuan Univ	The Department of Lab Medicine	成都
96	四川大学华西第二医院	医学实验室	West China Second Univ Hosp, Sichuan	Department of Laboratory Medicine	成都
97	四川大学华西医院	病理学实验室	West-China Hospital	Department of Pathology Laboratory	成都
98	成都华西海圻医药科技有限公司 *	临床病理学实验室	WestChina-Frontier PharmaTech Co., Ltd.	Clinical Pathology Department Lab	成都
99	深圳智康技术有限公司	实验室	WiHealth Medical Laboratory	Laboratory	深圳
100	上海药明傲喆医学检验所有限公司	中心实验室	WuXi AppTec	Central Laboratory	上海
101	上海药明奥测医疗科技有限公司	临床实验室	WuXi Diagnostic Medical Testing Institute (Shanghai) Co., Ltd.	Independant Clinical Lab	上海
102	上海亿康医学检验所有限公司 *	实验室	Yikon Genomics (Shanghai) Co., Ltd.	Laboratory	上海
103	苏州亿康医学检验有限公司 *	临床实验室	Yikon Genomics (Suzhou) Co., Ltd.	Clinical Lab	苏州
104	银丰基因科技有限公司	实验室	Yinfeng Gene Technology Co., Ltd.	Laboratory	济南
105	浙江圣庭生物科技有限公司	实验室	Zhejiang ShengTing Biotech Co., Ltd.	Laboratory	台州

注：* 为 2022 年新获 CAP 认证的单位。

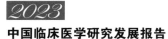

附录 E 2022 年度中国企业发起的国际多中心临床试验

序号	登记号	药物名称	适应证	试验题目	申办单位
1	CTR20223395	JAB-2485片	晚期实体瘤	评价 JAB-2485 在成人晚期实体瘤中的活性	北京加科思新药研发有限公司
2	CTR20223383	KP104注射液	IgA 肾病和 C3 肾小球病	评价 KP104 在 IgA 肾病（IgAN）和 C3 肾小球病（C3G）受试者中的有效性、安全性、药代动力学和药效学研究	科越医药（苏州）有限公司
3	CTR20223301	ABSK021胶囊	腱鞘巨细胞瘤	一项评估 ABSK021 在腱鞘巨细胞瘤患者中有效性和安全性的随机、双盲、安慰剂对照、多中心 III 期临床研究	上海和誉生物医药科技有限公司
4	CTR20223290	注射用维汀 – 替索妥单抗	复发性或转移性宫颈癌	在复发性或转移性宫颈癌患者中比较 Tisotumab vedotin 与化疗的 III 期试验	湃朗瑞医药科技（北京）有限公司
5	CTR20223235	舒沃替尼片	携带 EGFR 20 号外显子插入突变的局部进展或转移性非小细胞肺癌患者	DZD9008 对比含铂双化疗用于携带 EGFR 20 号外显子插入突变的局部进展或转移性非小细胞肺癌患者的 III 期临床研究	迪哲（江苏）医药股份有限公司
6	CTR20223165	注射用 SKB264	实体瘤	一项评价 SKB264 与帕博利珠单抗联合用药在实体瘤受试者中的有效性和安全性的篮式研究	四川科伦博泰生物医药股份有限公司
7	CTR20223146	注射用 YL202	晚期实体瘤	YL202 在局部晚期或转移性非小细胞肺癌和乳腺癌患者中的 I 期临床研究	苏州宜联生物医药有限公司
8	CTR20223077	LBL-007注射液	不可切除或转移性微卫星稳定型 / 错配修复完整型结肠直肠癌	探究 LBL-007 加替雷利珠单抗联合贝伐珠单抗加卡培他滨对比贝伐珠单抗加卡培他滨作为不可切除或转移性微卫星稳定型 / 错配修复完整型结肠直肠癌患者维持治疗的有效性和安全性	广州百济神州生物制药有限公司
9	CTR20222747	西达基奥仑赛	复发或难治性多发性骨髓瘤	西达基奥仑赛经治受试者的长期随访研究	南京传奇生物科技有限公司

序号	登记号	药物名称	适应证	试验题目	申办单位
10	CTR20222694	注射用XNW4107	由革兰阴性菌引起的医院获得性细菌性肺炎（HABP）（包括机械通气型HABP[vHABP]）和呼吸机相关细菌性肺炎（VABP）	一项评估注射用亚胺培南/西司他丁–XNW4107与亚胺培南/西司他丁/瑞来巴坦相比治疗成人医院获得性细菌性肺炎或呼吸机相关细菌性肺炎的有效性和安全性的多中心、随机、双盲、对照的III期临床研究	苏州信诺维医药科技股份有限公司
11	CTR20222613	TL118胶囊	NTRK融合基因阳性的晚期肿瘤	TL118治疗NTRK阳性受试者的有效性和安全性研究	苏州韬略生物科技股份有限公司
12	CTR20222546	D3S–001胶囊	治疗携带KRAS p.G12C突变的晚期实体瘤	一项在携带KRAS p.G12C突变的晚期实体瘤受试者中进行的D3S–001单药治疗I期研究	德昇济医药（无锡）有限公司
13	CTR20222416	葡磷酰胺	转移性胰腺癌	一项比较葡磷酰胺与氟尿嘧啶（5–FU）治疗吉西他滨治疗后进展的转移性胰腺癌患者的有效性和安全性的随机III期临床研究	兆科药业（合肥）有限公司
14	CTR20222378	SVN53–67/M57–KLH肽疫苗	初诊的胶质母细胞瘤	SurVaxM联合替莫唑胺辅助治疗初诊的胶质母细胞瘤的前瞻性、随机、安慰剂对照试验（SURVIVE）	上海复星医药产业发展有限公司
15	CTR20222230	MNC–168肠溶胶囊	晚期恶性实体瘤	活菌MNC–168肠溶胶囊治疗晚期恶性实体瘤的I期临床研究	慕恩（广州）生物科技有限公司
16	CTR20222122	注射用DB–1305	晚期/转移性实体瘤	一项DB–1305治疗晚期/转移性实体瘤的I/IIa期首次人体（FIH）研究	映恩生物制药（苏州）有限公司
17	CTR20222079	ABSK043	晚期实体瘤	一项评估ABSK043在晚期实体瘤患者中的安全性、耐受性和药代动力学的开放性I期临床研究	上海和誉生物医药科技有限公司
18	CTR20222005	注射用YL201	晚期实体瘤	YL201在晚期实体瘤患者中的安全性、耐受性、药代动力学和有效性的I期临床研究	苏州宜联生物医药有限公司

续表

序号	登记号	药物名称	适应证	试验题目	申办单位
19	CTR20221821	康替唑胺片	糖尿病足感染	MRX-4 和康替唑胺片治疗中度或重度糖尿病足感染的 3 期临床研究	上海盟科药业股份有限公司
20	CTR20221815	BGB-11417	复发或难治性套细胞淋巴瘤（MCL）	BGB-11417 用于复发或难治性套细胞淋巴瘤的 2 期研究	百济神州（苏州）生物科技有限公司
21	CTR20221794	注射用 GB261	复发或难治性 B 细胞非霍奇金淋巴瘤（B-NHL）和慢性淋巴细胞白血病/小淋巴细胞淋巴瘤（CLL/SLL）	一项在既往全身治疗失败后的复发或难治性 B 细胞非霍奇金淋巴瘤和慢性淋巴细胞白血病患者中评价 GB261 单药治疗的安全性、耐受性、药代动力学和有效性的研究	嘉和生物药业有限公司
22	CTR20221780	司库奴单抗注射液	中度至重度斑块状银屑病患者	一项在中度至重度斑块状银屑病患者中比较 BAT2306 与可善挺®疗效和安全性的多中心、随机、双盲、平行对照 3 期研究	百奥泰生物制药股份有限公司
23	CTR20221758	阿莫奎尼片	中度或重度慢性肾脏病（CKD 3b/4 期）合并未控制高血压	评估 KBP-5074 在患有中度或重度慢性肾脏病合并未控制高血压受试者中的有效性和安全性的 3 期临床研究	山东亨利医药科技有限责任公司
24	CTR20221675	注射用 MRG004A	组织因子阳性的晚期或转移性实体瘤	MRG004A 在组织因子阳性的晚期或转移性实体瘤患者中的安全性、耐受性、有效性和药代动力学研究	上海美雅珂生物技术有限责任公司
25	CTR20221645	注射用 BAT8009	晚期实体瘤	评价注射用 BAT8009 I 期临床研究	百奥泰生物制药股份有限公司
26	CTR20221589	GFH018 片	晚期实体瘤	GFH018 联合特瑞普利单抗治疗晚期实体瘤患者的的 I b/ II 期研究	浙江劲方药业有限公司
27	CTR20221422	注射用 GB263T	晚期非小细胞肺癌和其他实体瘤	GB263T 治疗晚期实体瘤的 I / II 期临床研究	嘉和生物药业有限公司
28	CTR20221416	HH2853 片	复发/难治性外周 T 细胞淋巴瘤	评价 HH2853 对复发/难治性外周 T 细胞淋巴瘤患者的有效性和安全性的 I b/ II 期临床研究	上海海和药物研究开发股份有限公司

序号	登记号	药物名称	适应证	试验题目	申办单位
29	CTR20221397	TST005 注射液	实体瘤	一项 TST005 治疗局部晚期或转移性实体瘤受试者的首次人体、开放标签、剂量递增和剂量扩展 I 期研究	苏州创胜医药集团有限公司
30	CTR20221336	YH003 注射液	晚期实体瘤	YH003、YH001 和帕博利珠单抗联合治疗晚期实体瘤受试者的安全性、耐受性和药代动力学的研究	祐和医药科技（北京）有限公司
31	CTR20221315	IMP9064 片	晚期实体瘤	一项在晚期实体瘤患者中评价 ATR 抑制剂 IMP9064 单药治疗及其与 PARP 抑制剂 Senaparib 联合治疗的安全性、耐受性、药代动力学和抗肿瘤活性的首次用于人体、I／II 期、开放性、多中心、剂量递增和剂量扩展研究	上海瑛派药业有限公司
32	CTR20221308	AN–4005 片	晚期肿瘤	AN–4005 在晚期肿瘤患者中的多中心安全性研究	杭州阿诺生物医药科技有限公司
33	CTR20221169	IMP4297 胶囊	小细胞肺癌	在晚期实体瘤和小细胞肺癌患者中评估 IMP4297 与替莫唑胺联用的安全性、耐受性、药代动力学及抗肿瘤活性	上海君派英实药业有限公司
34	CTR20221165	甲磺酸艾氟替尼片	用于治疗 EGFR 20 外显子插入突变的局部晚期或转移性非小细胞肺癌（NSCLC）患者	一项在 EGFR 20 外显子插入突变的局部晚期或转移性非小细胞肺癌（NSCLC）患者中评估伏美替尼疗效和安全性的 II 期研究	上海艾力斯医药科技股份有限公司
35	CTR20221155	依马利尤单抗注射液	斯蒂尔病（包括症状性青少年特发性关节炎和成人发病型斯蒂尔病）继发巨噬细胞活化综合征及儿童和成人患者系统性红斑狼疮继发巨噬细胞活化综合征	一项在斯蒂尔病（包括症状性青少年特发性关节炎和成人发病型斯蒂尔病）继发巨噬细胞活化综合征（MAS）或系统性红斑狼疮继发 MAS 的儿童和成人患者中评价 Emapalumab 的疗效、安全性和耐受性、药代动力学及药效学的两队列、开放性、单臂、多中心研究	苏庇医药（广州）有限公司

续表

序号	登记号	药物名称	适应证	试验题目	申办单位
36	CTR20221114	JAB–BX102 注射液	晚期实体瘤	JAB–BX102 单药在晚期恶性肿瘤中的研究	北京加科思新药研发有限公司
37	CTR20221069	FCN–159 片	组织细胞肿瘤	FCN–159 在组织细胞肿瘤患者中的 II 期研究	上海复星医药产业发展有限公司
38	CTR20221054	注射用 DB–1303	晚期 / 转移性实体瘤	一项 DB–1303 单药治疗晚期 / 转移性实体瘤的 I / II a 期研究	映恩生物制药（苏州）有限公司
39	CTR20221018	注射用 BB–1705	局部晚期 / 转移性实体瘤	BB–1705 治疗局部晚期 / 转移性实体瘤患者的 I / II 期研究	百力司康生物医药（杭州）有限公司
40	CTR20220870	注射用重组人源化抗 HER2 单抗 –Tub114 偶联剂（DX126–262）	人类表皮生长因子受体 2（HER2）过表达的不可切除的局部晚期或转移性胃癌（包括胃食管交界腺癌）	一项评估 DX126–262 在 HER2 过表达的不可切除的局部晚期或转移性胃癌（包括胃食管交界腺癌）患者中的安全性、有效性及药代动力学特征的 I b/ II 期临床研究	杭州多禧生物科技有限公司
41	CTR20220859	YH002	晚期实体瘤	一项评价 YH002 联合 YH001 治疗晚期实体瘤受试者的安全性、耐受性、药代动力学和初步抗肿瘤活性的多中心、开放标签、I 期剂量递增研究	祐和医药科技（北京）有限公司
42	CTR20220853	SR419 胶囊	带状疱疹后神经痛	一项评估 SR419 在带状疱疹后神经痛（PHN）患者中的疗效、安全性和耐受性的研究	上海赛默罗德生物科技有限公司
43	CTR20220760	斯鲁利单抗注射液	局限期小细胞肺癌	HLX10 或安慰剂联合化疗同步放疗在局限期小细胞肺癌患者中的III期试验	上海复宏汉霖生物技术股份有限公司
44	CTR20220747	TJ033721 注射液	晚期实体瘤	评价 TJ033721 治疗晚期实体瘤受试者的 I 期临床研究	天境生物科技（上海）有限公司
45	CTR20220745	D–1553	实体瘤	一项旨在评估 D–1553 在晚期或转移性实体瘤受试者中的安全性、耐受性、药代动力学和有效性的 1/2 期、开放研究	益方生物科技（上海）股份有限公司

序号	登记号	药物名称	适应证	试验题目	申办单位
46	CTR20220723	ABSK061	实体瘤	ABSK061 在晚期实体瘤患者中的安全性、耐受性和药代动力学 I 期研究	上海和誉生物医药科技有限公司
47	CTR20220712	赞布替尼胶囊	滤泡性淋巴瘤	BGB-3111 联合奥妥珠单抗对比奥妥珠单抗单药治疗复发/难治性滤泡性淋巴瘤的研究	百济神州（北京）生物科技有限公司
48	CTR20220705	BGB-23339	自身免疫性疾病	BGB-23339 在健康受试者中的首次人体、单剂量和多剂量递增和食物效应研究	百济神州（苏州）生物科技有限公司
49	CTR20220646	ZL-1211 注射液	CLDN18.2 阳性的转移性或局部晚期实体瘤患者	一项评价 ZL-1211 安全性和耐受性的研究	再创生物医药（苏州）有限公司
50	CTR20220483	AB-106 胶囊	恶行肿瘤	在 ROS1 阳性肺癌患者中进行的 Taletrectinib II 期全球研究	葆元生物医药科技（杭州）有限公司
51	CTR20220465	替雷利珠单抗注射液	慢性淋巴细胞白血病、小淋巴细胞淋巴瘤、滤泡性淋巴瘤、边缘区淋巴瘤、套细胞淋巴瘤、弥漫性大 B 细胞淋巴瘤、晚期实体瘤、非小细胞肺癌、小细胞肺癌、转移性黑素瘤	BGB-10188 单药、联合泽布替尼和替雷利珠单抗的研究	百济神州（上海）生物科技有限公司
52	CTR20220464	泽布替尼胶囊	慢性淋巴细胞白血病、小淋巴细胞淋巴瘤、滤泡性淋巴瘤、边缘区淋巴瘤、套细胞淋巴瘤、弥漫性大 B 细胞淋巴瘤、晚期实体瘤、非小细胞肺癌、小细胞肺癌、转移性黑素瘤	BGB-10188 单药、联合泽布替尼和替雷利珠单抗的研究	百济神州（苏州）生物科技有限公司

续表

序号	登记号	药物名称	适应证	试验题目	申办单位
53	CTR20220463	富马酸BGB-10188胶囊	慢性淋巴细胞白血病、小淋巴细胞淋巴瘤、滤泡性淋巴瘤、边缘区淋巴瘤、套细胞淋巴瘤、弥漫性大B细胞淋巴瘤、晚期实体瘤、非小细胞肺癌、小细胞肺癌、转移性黑素瘤	BGB-10188单药、联合泽布替尼和替雷利珠单抗的研究	百济神州（苏州）生物科技有限公司
54	CTR20220453	替雷利珠单抗注射液	晚期实体瘤	BGB-A445与替雷利珠单抗联合治疗晚期实体瘤患者的安全性、耐受性、药代动力学和初步抗肿瘤活性的Ⅰ期研究	广州百济神州生物制药有限公司
55	CTR20220406	YH001注射液	治疗晚期实体瘤	YH001联合Toripalimab治疗NSCLC和HCC Ⅱ期研究	祐和医药科技（北京）有限公司
56	CTR20220321	ZN-c3片	子宫浆液性癌	一项在复发或持续进展的子宫浆液性癌成年女性患者中评价ZN-c3有效性和安全性的Ⅱ期、开放性、多中心研究	正腾康生物科技（上海）有限公司
57	CTR20222983	注射用CS5001	晚期淋巴瘤/实体瘤	CS5001（一种抗-ROR1抗体偶联药物）对晚期实体瘤和淋巴瘤患者的安全性、耐受性、药代动力学研究	基石药业（苏州）有限公司；无锡药明合联生物技术有限公司
58	CTR20220599	盐酸安罗替尼胶囊	铂类药物耐药的复发或转移性卵巢癌、输卵管癌或原发性腹膜癌	盐酸安罗替尼胶囊联合化疗或单独化疗治疗铂类药物耐药的复发或转移性卵巢癌、输卵管癌或原发性腹膜癌的Ⅲ期、多中心、随机、阳性对照临床试验	南京爱德程宁欣药物研发有限公司；正大天晴药业集团股份有限公司
59	CTR20221527	RRx-001注射液	小细胞肺癌	REPLATINUM：RRx-001与含铂类二联疗法序贯给药或含铂类二联疗法单独给药作为小细胞肺癌三线或后续治疗的一项对照、开放、国际随机化Ⅲ期研究	赛生医药（中国）有限公司

序号	登记号	药物名称	适应证	试验题目	申办单位
60	CTR20222428	EMB–01 注射液	晚期 / 转移性 EGFR 突变型 NSCLC 患者	一项在晚期 / 转移性 EGFR 突变型 NSCLC 患者中评价 EMB–01 静脉给药联合奥希替尼的 Ⅰb/ Ⅱ期、开放标签、多中心研究	上海岸迈生物科技有限公司；岸迈生物科技（苏州）有限公司
61	CTR20220158	EMB–01 注射液	晚期 / 转移性消化系统癌症，包括胃癌、肝细胞癌、胆管癌和结直肠癌	在晚期 / 转移性消化系统癌症患者中进行的 EMB–01 治疗的 Ⅰb/ Ⅱ期、开放性研究	上海岸迈生物科技有限公司；岸迈生物科技（苏州）有限公司
62	CTR20220678	重组人源抗 EGFR 与抗 4–1BB 双特异性抗体	实体瘤	一项评估 HLX35（重组人源抗 EGFR 与抗 4–1BB 双特异性抗体）在晚期或转移性实体瘤患者中的安全性、耐受性、药代动力学特征及初步疗效的 Ⅰ 期临床研究	上海复宏汉霖生物制药有限公司；上海复宏汉霖生物技术股份有限公司
63	CTR20220068	IPG7236 片	实体瘤	一项评价 IPG7236 在晚期实体瘤受试者中的安全性、耐受性、药代动力学的多中心、非随机、开放性Ⅰ期临床试验	南京艾美斐生物医药科技有限公司
64	CTR20220391	重组抗 HER2 结构域Ⅱ人源化单克隆抗体注射液	乳腺癌	比较 HLX11 和 EU–Perjeta® 对早期或局部晚期 HER2 阳性且 HR 阴性乳腺癌的临床疗效相似性	上海复宏汉霖生物制药有限公司；上海复宏汉霖生物技术股份有限公司
65	CTR20213433	MIL97	恶性实体瘤	MIL97 治疗局部晚期或转移性实体瘤的 Ⅰ 期临床研究	北京天广实生物技术股份有限公司
66	CTR20220554	CYH33 片	复发 / 持续性卵巢、输卵管或原发性腹膜透明细胞癌	CYH33 在复发 / 持续性卵巢、输卵管或原发性腹膜透明细胞癌患者中的有效性和安全性研究	上海海和药物研究开发股份有限公司；中国科学院上海药物研究所

续表

序号	登记号	药物名称	适应证	试验题目	申办单位
67	CTR20222689	替拉瑞班特片	青少年受试者Stargardt病	一项评价Tinlarebant在青少年受试者Stargardt病治疗中的安全性和疗效的III期、多中心、随机、双盲、安慰剂对照研究	上海合全医药有限公司；倍亮生技医药（上海）有限公司
68	CTR20213416	BGB-11417	急性髓系白血病、骨髓增生异常综合征和骨髓增生异常/骨髓增殖性肿瘤	一项BGB-11417治疗髓系恶性肿瘤患者的研究	百济神州（苏州）生物科技有限公司
69	CTR20213393	LP-108片	复发性或难治性骨髓增生异常综合征（MDS）、慢性粒单核细胞白血病（CMML）或急性髓系白血病（AML）	评价LP-108片在既往治疗后失败或复发的骨髓增生异常综合征（MDS）、慢性粒单核细胞白血病（CMML）或急性髓系白血病（AML）患者的安全性，药代动力学特征和初步疗效的研究	广州麓鹏制药有限公司
70	CTR20220292	APL-1202	肌层浸润性膀胱癌	APL-1202口服联合PD-1对比PD-1作为肌层浸润性膀胱癌（MIBC）新辅助治疗的有效性和安全性的开放、多中心I/II期临床研究	上海合全医药有限公司；江苏亚虹医药科技股份有限公司
71	CTR20223172	HB0036注射液	晚期实体瘤	HB0036注射液多中心、开放、剂量递增及剂量扩展的I-II期临床研究	上海华奥泰生物药业股份有限公司；华博生物医药技术（上海）有限公司
72	CTR20220256	特瑞普利单抗注射液	晚期一线肝细胞癌	JS001联合贝伐珠单抗对比索拉非尼的III研究	上海君实生物医药科技股份有限公司；苏州众合生物医药科技有限公司

序号	登记号	药物名称	适应证	试验题目	申办单位
73	CTR20221620	卡度尼利单抗注射液	广泛期小细胞肺癌	AK104 联合西奥罗尼治疗一线含铂化疗联合 PD1/PDL1 抑制剂治疗方案失败的广泛期小细胞肺癌	中山康方生物医药有限公司；康方药业有限公司
74	CTR20212809	替雷利珠单抗注射液	宫颈癌（Cervical Cancer）	AdvanTIG–202：抗 PD–1 单克隆抗体替雷利珠单抗（BGB–A317）联合或不联合抗 TIGIT 单克隆抗体 Ociperlimab（BGB–A1217）治疗用于既往经治的复发或转移性宫颈癌患者的研究	百济神州（上海）生物科技有限公司

附录 F 2022 年国家药监局建议批准的创新药

批准文号	产品名	上市许可持有人	批准日期	产品类型	适应证	规格
国药准字 S20220003	奥木替韦单抗注射液	华北制药集团新药研究开发有限责任公司	2022 年 1 月 25 日	生物制品	用于成人狂犬病毒暴露者的被动免疫。本品适用于III级狂犬病毒暴露者及按照III级狂犬病毒暴露处置者的被动免疫，应联合使用狂犬病疫苗	200 IU（1 mL）/ 瓶
国药准字 S20220009	重组新型冠状病毒蛋白疫苗（CHO细胞）	安徽智飞龙科马生物制药有限公司	2022 年 3 月 1 日	生物制品	适用于预防新型冠状病毒感染所致的疾病	0.5 mL/ 支，每 1 次人用剂量为 0.5 mL，含 NCP-RBD 蛋白 25 μg 0.5 mL/ 瓶，每 1 次人用剂量为 0.5 mL，含 NCP-RBD 蛋白 25 μg
国药准字 S20220010						
国药准字 S20220013	斯鲁利单抗注射液	上海复宏汉霖生物制药有限公司	2022 年 3 月 22 日	生物制品	联合化疗一线治疗局部晚期或转移性鳞状细胞非小细胞肺癌（sqNSCLC）	100 mg（10 mL）/ 瓶
国药准字 H20220008	替戈拉生片	山东罗欣药业集团股份有限公司	2022 年 4 月 8 日	化药	拟用于治疗十二指肠溃疡	50 mg

续表

批准文号	产品名	上市许可持有人	批准日期	产品类型	适应证	规格
国药准字 HJ20220029					适用于对其他系统治疗（如激素	50 mg
国药准字 HJ20220030	阿布昔替尼片	Pfizer Inc.	2023 年 4 月 11 日	化药	或生物制剂）应答不佳或不适宜 上述治疗的难治性、中重度特应	100 mg
国药准字 HJ20220031					性皮炎症成人患者	200 mg
国药准字 HJ20220050			2022 年 5 月 19 日	化药	适用于近期心力衰竭失代偿经静 脉治疗后病情稳定的射血分数降 低（射血分数＜45%）的症状性	2.5 mg
国药准字 HJ20220051	维立西呱片	Bayer AG			慢性心力衰竭成人患者，以降低 发生心力衰竭住院或需要急诊静 脉利尿剂治疗的风险	5 mg
国药准字 H20220016	瑞维鲁胺片	江苏恒瑞医药股份有限 公司	2022 年 6 月 28 日	化药	适用于治疗高瘤负荷的转移性激 素敏感性前列腺癌（mHSPC） 患者	80 mg
国药准字 S20220018	卡度尼利单 抗注射液	康方药业有限公司	2022 年 6 月 28 日	生物制品	适用于既往接受含铂化疗治疗失 败的复发或转移性宫颈癌患者的 治疗	125 mg（10 mL）/ 瓶
国药准字 HJ20220057			2022 年 6 月 29 日	化药	适用于与 2 型糖尿病相关的慢性 肾脏病成人患者，可降低 eGFR	10 mg
国药准字 HJ20220058	非奈利酮片	Bayer AG			持续下降、终末期肾病的风险	20 mg

续表

批准文号	产品名	上市许可持有人	批准日期	产品类型	适应证	规格
国药准字S20220022	普特利单抗注射液	乐普生物科技股份有限公司	2022年7月19日	生物制品	适用于既往接受一线及以上系统治疗失败的高度微卫星不稳定型（MSI-H）或错配修复缺陷型（dMMR）的晚期实体瘤患者的治疗	100mg（10mL）/瓶
国药准字Z20220003	广金钱草总黄酮胶囊	武汉光谷人福生物医药有限公司	2022年9月14日	中药	可用于输尿管结石中医辨证属湿热蕴结证患者的治疗	每粒装0.2g（含广金钱草总黄酮提取物133mg）
国药准字H20220024	多格列艾汀片	华领医药技术（上海）有限公司	2022年9月30日	化药	适用于改善成人2型糖尿病患者的血糖控制	75mg
国药准字H20220028	盐酸托鲁地文拉法辛缓释片	山东绿叶制药有限公司	2022年11月1日	化药	抑郁症。能满足患者对于改善焦虑、快感缺失、疲劳、认知症状等治疗需求	40mg（按$C_{24}H_{31}NO_3 \cdot HCl$计）
国药准字H20220029				化药		80mg（按$C_{24}H_{31}NO_3 \cdot HCl$计）
国药准字H20220030	林普利塞片	上海璎黎药业有限公司	2022年11月8日	化药	适用于既往接受过至少两种系统性治疗的复发或难治性滤泡性淋巴瘤成人患者	20mg
国药准字H20220031	甲苯磺酰胺注射液	天津红日健达康医药科技有限公司	2022年11月15日	化药	严重气道阻塞的中央型非小细胞肺癌	5mL:1.65g
国药准字Z20220006	黄蜀葵花总黄酮口腔贴片	杭州康恩贝制药有限公司	2022年12月13日	中药	用于心脾积热所致轻型复发性口腔溃疡，症见口腔黏膜溃疡，局部红肿，灼热疼痛等	每片重75mg（含黄蜀葵花总黄酮提取物20mg）
国药准字SJ20220020	佩索利单抗注射液	BoehringerIngelheim International GmbH	2022年12月14日	生物制品	用于治疗成人泛发性脓疱型银屑病（GPP）的急性发作	450mg（7.5mL）×2瓶

续表

批准文号	产品名	上市许可持有人	批准日期	产品类型	适应证	规格
国药准字 Z20220007	芪胶调经颗粒	湖南安邦制药股份有限公司	2022 年 12 月 28 日	中药	益气补血、止血调经功效，用于上环所致经期延长中医辨证属气血两虚证	每袋装 8 g
国药准字 H20220033	艾诺米替片	江苏艾迪药业股份有限公司	2022 年 12 月 30 日	化药	用于治疗成人 HIV-1 感染初治患者	每片含艾诺韦林 0.15 g，拉米夫定 0.3 g，富马酸替诺福韦二吡呋酯 0.3 g
国药准字 Z20220008	参葛补肾胶囊	新疆华春生物药业股份有限公司	2022 年 12 月 29 日	中药	本品益气养阴，补益心脾。适用于情绪低落，多思善虑，言语活动作减少，郁郁寡欢、心悸胆怯，少寐多梦健忘，食少倦怠乏力，目光迟滞，或心烦，或腹胀便溏，舌质淡或红，苔白，脉细弱的气阴不足，心脾两虚证	每粒装 0.32 g（相当于饮片 3.6 g）
国药准字 HJ20230001	琥珀酸莫塞博替尼胶囊	Takeda Pharmaceuticals USA., Inc.	2023 年 1 月 11 日	化药	适用于含铂化疗期间或之后进展且携带表皮生长因子受体（EGFR）20 号外显子插入突变的局部晚期或转移性非小细胞肺癌（NSCLC）成人患者	40 mg

附录 G 2022 年度获批创新医疗器械产品名单

序号	产品名称	注册人	注册证号
1	植入式可充电脊髓神经刺激器	北京品驰医疗设备有限公司	国械注准 20223120019
2	植入式脊髓神经刺激器	北京品驰医疗设备有限公司	国械注准 20223120020
3	植入式脊髓神经刺激电极	北京品驰医疗设备有限公司	国械注准 20223120021
4	植入式脊髓神经刺激延伸导线	北京品驰医疗设备有限公司	国械注准 20223120022
5	植入式脊髓神经刺激电极	北京品驰医疗设备有限公司	国械注准 20223120023
6	神经外科手术导航定位系统	华科精准（北京）医疗科技有限公司	国械注准 20223010024
7	直管型胸主动脉覆膜支架系统	上海微创心脉医疗科技（集团）股份有限公司	国械注准 20223130009
8	植入式脑深部电刺激延伸导线套件	北京品驰医疗设备有限公司	国械注准 20223120084
9	双通道可充电植入式脑深部电刺激脉冲发生器套件	北京品驰医疗设备有限公司	国械注准 20223120085
10	植入式脑深部电刺激电极导线套件	北京品驰医疗设备有限公司	国械注准 20223120086
11	双通道植入式脑深部电刺激脉冲发生器套件	北京品驰医疗设备有限公司	国械注准 20223120087
12	腹腔内窥镜手术系统	上海微创医疗机器人（集团）股份有限公司	国械注准 20223010108
13	消化道振动胶囊系统	上海安翰医疗技术有限公司	国械注准 20223090282
14	移动式头颈磁共振成像系统	佛山瑞加图医疗科技有限公司	国械注准 20223060289
15	颅内出血 CT 影像辅助分诊软件	上海联影智能医疗科技有限公司	国械注准 20223210309
16	磁共振成像系统	鑫高益医疗设备股份有限公司	国械注准 20223060431
17	髋关节置换手术导航定位系统	杭州键嘉机器人有限公司	国械注准 20223010462
18	膝关节置换手术导航定位系统	苏州微创畅行机器人有限公司	国械注准 20223010509
19	脊髓神经刺激测试电极	北京品驰医疗设备有限公司	国械注准 20223120511
20	膝关节置换手术导航定位系统	骨圣元化机器人（深圳）有限公司	国械注准 20223010510
21	髂静脉支架系统	苏州天鸿盛捷医疗器械有限公司	国械注准 20223130512
22	经导管植入式无导线起搏系统	Medtronic Inc.	国械注进 20223120231
23	血管内成像设备	全景恒升（北京）科学技术有限公司	国械注准 20223060642

序号	产品名称	注册人	注册证号
24	一次性使用血管内成像导管	全景恒升（北京）科学技术有限公司	国械注准 20223060641
25	患者程控充电器	北京品驰医疗设备有限公司	国械注准 20223120676
26	胸主动脉支架系统	杭州唯强医疗科技有限公司	国械注准 20223130685
27	消化道内窥镜用超声诊断设备	北京华科创智健康科技股份有限公司	国械注准 20223060721
28	一次性使用冷冻消融球囊	宁波胜杰康生物科技有限公司	国械注准 20223010763
29	腹腔内窥镜手术系统	苏州康多机器人有限公司	国械注准 20223010762
30	经导管人工肺动脉瓣膜系统	杭州启明医疗器械股份有限公司	国械注准 20223130862
31	植入式左心室辅助系统	航天泰心科技有限公司	国械注准 20223120892
32	伽马射束立体定向放射治疗系统	西安大医集团股份有限公司	国械注准 20223050891
33	耳鼻喉双源锥形束计算机体层摄影设备	北京朗视仪器股份有限公司	国械注准 20223060951
34	一次性使用血管内超声诊断导管	深圳北芯生命科技股份有限公司	国械注准 20223060974
35	血管内超声诊断仪器	深圳北芯生命科技股份有限公司	国械注准 20223060975
36	肠息肉电子结肠内窥镜图像辅助检测软件	成都微识医疗设备有限公司	国械注准 20223210981
37	可吸收再生氧化纤维素止血颗粒	Ethicon，LLC	国械注进 20223140374
38	脑炎 / 脑膜炎多重病原体核酸联合检测试剂盒（封闭巢式多重 PCR 熔解曲线法）	BioFire Diagnostics，LLC	国械注进 20223400387
39	吻合口加固修补片	北京博辉瑞进生物科技有限公司	国械注准 20223130983
40	医用粘合剂	杭州亚慧生物科技有限公司	国械注准 20223021122
41	慢性青光眼样视神经病变眼底图像辅助诊断软件	腾讯医疗健康（深圳）有限公司	国械注准 20223211140
42	磁共振成像系统	上海联影医疗科技股份有限公司	国械注准 20223061141
43	优美莫司涂层冠状动脉球囊扩张导管	山东吉威医疗制品有限公司	国械注准 20223031247
44	质子治疗系统	上海艾普强粒子设备有限公司	国械注准 20223051290
45	集成膜式氧合器	东莞科威医疗器械有限公司	国械注准 20223101297
46	颅内动脉瘤手术计划软件	强联智创（北京）科技有限公司	国械注准 20223211346

续表

序号	产品名称	注册人	注册证号
47	血流导向密网支架	艾柯医疗器械（北京）股份有限公司	国械注准20223131392
48	非球面衍射型多焦人工晶状体	爱博诺德（北京）医疗科技股份有限公司	国械注准20223161440
49	左心耳封堵器系统	杭州德诺电生理医疗科技有限公司	国械注准20223131498
50	人工血管	江苏百优达生命科技有限公司	国械注准20223131515
51	一次性使用压力监测磁定位射频消融导管	上海微创电生理医疗科技股份有限公司	国械注准20223011571
52	腹腔内窥镜手术系统	深圳市精锋医疗科技股份有限公司	国械注准20223011623
53	血管内超声诊断设备	深圳开立生物医疗科技股份有限公司	国械注准20223061658
54	一次性使用血管内超声诊断导管	上海爱声生物医疗科技有限公司	国械注准20223061659
55	医用血管造影X射线机	上海联影医疗科技股份有限公司	国械注准20223061821

附录 H 英语缩略词表

英文缩写	英文全称	中文名称
ACT–EU	Accelerating Clinical Trials in the EU	《欧盟加速临床试验研究 2022—2026 年工作计划》
AMP	Accelerating Medicines Partnership	加速药物伙伴关系
AMR	Anti–Microbial Resistance	抗生素耐药性
ANCCA	Asian National Cancer Centers Alliance	亚洲国家癌症联盟
APHP	Assistance Publique Hopitaux Paris	巴黎公立医院集团
ATMP	Advanced Therapy Medicinal Product	先进疗法药品
BGTC	Bespoke Gene Therapy Consortium	定制基因治疗联盟
BLA	Biologics License Applications	生物制品许可申请
BMJ	British Medical Journal	《英国医学杂志》
BPD	Biological Product Development	生物产品开发
BRICS	Blood Bacterial Resistant Investigation Collaborative System	全国血流感染细菌耐药监测联盟
BsUFA	Biosimilar User Fee Act	生物类似药使用者付费法案
CAP	College of American Pathologists	美国病理学家协会
CAR	Chimeric Antigen Receptor	嵌合抗原受体
CCT	Complex Clinical Trail	复杂临床试验
CDE	Center for Drug Evaluation	国家药监局药品审评中心
CDER	The Center for Drug Evaluation and Research	FDA 药物评估和研究中心
CDRH	Center for Devices and Radiological Health	FDA 器械和放射健康中心
CDS	Clinical Decision Support	临床决策支持
CKD	Chronic Kidney Disease	慢性肾脏病
CKDMC	Chronic Kidney Disease Management Center	慢性肾脏病全程管理中心
CNAS	China National Accreditation Service for Conformity Assessment	中国合格评定国家认可委员会
COVID–19	Corona Virus Disease 2019	新型冠状病毒肺炎
CPG	Clinical Practice Guideline	临床实践指南
CTIS	Clinical Trials Information System	欧洲临床试验信息系统

续表

英文缩写	英文全称	中文名称
CTR	Clinical Trials Regulation	欧盟《临床试验法规》
DPCC	Diabetes Prevention & Control Center	国家糖尿病标准化防控中心
DTN	Digital Transformation Network	数字转化网络
ECMO	Extracorporeal Membrane Oxygenation	体外膜氧合
EMA	European Medicine Agency	欧洲药品管理局
EMRN	European Medicines Regulatory Network	欧洲药物监管网络
FDA	U.S. Food and Drug Administration	美国食品药品管理局
FIH	First in Human	首次人体试验
GDUFA	Generic Drug User Fee Amendments	仿制药使用者付费修正案
GIN	Guidelines International Network	国际指南协作网
HFmrEF	Heart Failure with mild reduced Ejection Fraction	射血分数轻度降低的心衰
HFpEF	Heart Failure with preserved Ejection Fraction	射血分数保留的心衰
HFrEF	Heart Failure with reduced Ejection Fraction	射血分数降低的心衰
HIM	Holistic Integrative Management	整合医学
HMA	Heads of Medicines Agencies	欧洲药品局总部
IARC	International Agency for Research on Cancer	国际癌症研究机构
IBD	Inflammatory Bowel Disease	炎症性肠病
ICH	The International Council for Harmonisation of Technical Requirements for Pharmaceuticals for Human Use	人用药品注册技术要求国际协调会
ICTRP	International Clinical Trial Registry Platform	国际临床试验注册平台
JAMA	Journal of the American Medical Association	《美国医学会杂志》
LVEF	Left Ventricular Ejection Fraction	左室射血分数
MDT	Multiple Discipline Team	多学科参与合作
MGH	Massachusetts General Hospital	马萨诸塞州综合医院
MHRA	Medicines and Healthcare products Regulatory Agency	英国医药和健康产品管理局
MM	Multiple Myeloma	多发性骨髓瘤
MMC	Metabolic Management Center	国家标准化代谢性疾病管理中心
MPS	Microphysiological Systems	微生理系统
MRD	Measurable Residual Disease	可测量的残留疾病
MRD	Minimal Residual Disease	最小残留病灶
NCI	National Cancer Institute	美国国家癌症研究所

续表

英文缩写	英文全称	中文名称
NEJM	New England Journal of Medicine	《新英格兰医学杂志》
NIH	National Institute of Health	美国国立卫生研究院
NLM	National Library of Medicine	美国国立医学图书馆
NME	New Molecular Entities	新分子实体药物
NSC	National Safety Council	美国国家安全委员会
OSTP	Office of Science and Technology	美国白宫科技政策办公室
PDUFA	Prescription Drug User Fee Act	《处方药使用者付费法案》
PMA	Premarket Approval Process	上市前审批制度
RWD	Real-World Data	真实世界数据
RWE	Real-World Evidence	真实世界证据
TGH	Toronto General Hospital	多伦多综合医院
UHN	University Health Network	加拿大大学医疗网络

致　谢

　　2023 年年初，中国生物技术发展中心组织国内临床医学专家和中国科学院上海营养与健康研究所生命科学信息中心（生命健康科技智库）团队成立了《2023 中国临床医学研究发展报告》（以下简称《报告》）编写组，开始进行全书的框架设计、信息收集、写作资料筹备等工作。《报告》延续了之前的框架结构，包括临床医学研究现状与趋势、2022 年国内外临床医学研究政策与法规、2022 年中国临床医学研究重要成果、2022 年临床医学研究热点等内容。在《报告》编制过程中，编写组多次召开专家咨询会，组织一线临床研究、政策法规、科研管理等领域的权威专家对《报告》内容进行研讨，并邀请中国医学科学院刘德培院士团队就"罕见病基因治疗技术及产品研发进展"这一热点话题进行浅析。

　　《报告》编写工作历时近一年，凝结了编写组与各位专家的心血和智慧，特别感谢参与《报告》撰写指导和意见咨询的各位专家，感谢《报告》中重要成果和进展的研发团队给予的细致审校。

　　最后，感谢编写组的辛勤付出，以及中国科学院上海营养与健康研究所的大力支持。

中国生物技术发展中心

2023 年 9 月